TRAITEMENT
DE LA SYPHILIS

ET D'AUTRES MALADIES

SANS MERCURE

ou

RECUEIL DE TÉMOIGNAGES

Tendant à prouver que

LE MERCURE EST UNE CAUSE DE MALADIES

non un remède

PAR

CHARLES R. DRYSDALE, M. D.

Membre du Collège royal de médecine de Londres,
Fellow du Collège des chirurgiens d'Angleterre, Médecin du Dispensaire
Farringdon (Londres),
Secrétaire honoraire de la Société Harveienne, etc.

TRADUIT DE L'ANGLAIS

PARIS

J.-B. BAILLIÈRE ET FILS

LIBRAIRES DE L'ACADÉMIE IMPÉRIALE DE MÉDECINE

19, rue Hautefeuille, 19

1864

TRAITEMENT
DE LA SYPHILIS

ET D'AUTRES MALADIES

SANS MERCURE

AVIS AU LECTEUR

Le témoignage contre le mercure comme agent thérapeutique, recueilli dans les pages suivantes, ayant, depuis
les neuf derniers mois, été l'objet de vives discussions dans
la plupart des journaux de médecine de la Grande-Bretagne et de l'Irlande, on a cru que sa traduction en français pourrait soulever une plus ample discussion sur une
question de la plus haute importance.

Paris. — Imprimerie de A. PARENT, rue Monsieur-le-Prince, 31.

TRAITEMENT
DE LA SYPHILIS

ET D'AUTRES MALADIES

SANS MERCURE

ou

RECUEIL DE TÉMOIGNAGES

Tendant à prouver que

LE MERCURE EST UNE CAUSE DE MALADIES

non un reméde

PAR

CHARLES R. DRYSDALE, M. D.

Membre du Collége royal de médecine de Londres,
Fellow du Collége des chirurgiens d'Angleterre, Médecin du Dispensaire
Farringdon (Londres),
Secrétaire honoraire de la Société Harveienne, etc.

TRADUIT DE L'ANGLAIS

PARIS

J.-B. BAILLIÈRE ET FILS

LIBRAIRES DE L'ACADÉMIE IMPÉRIALE DE MÉDECINE
19, rue Hautefeuille, 19

1864

PRÉFACE

Il arrive, ce me semble, un moment dans la discussion de toute question, où tout ce qu'il y avait à dire sur la matière a été avancé par les avocats des deux parties adverses, et où il ne reste plus qu'à confronter les témoignages et à prononcer la sentence. A-t-on atteint cette période dans l'histoire de la discussion de la valeur du mercure comme traitement de la syphilis et d'autres maladies? Je le crois. Nous avons à présent dans bon nombre de nos écoles médicales des professeurs d'une capacité incontestée, qui émettent des idées tout à fait contradictoires à cet égard ; et comme conséquence de leurs théories, ils font usage de traitements d'une nature complétement différente dans la syphilis, l'iritis, et dans les maladies inflammatoires. Combien de temps cet état d'incertitude doit-il durer? Devons-nous attendre une autre génération d'observateurs avant de décider la question, ou n'avons-nous pas déjà les matériaux suffisants pour conclure et donner notre verdict? C'est sous ce dernier point de vue que j'ai envisagé l'état de la question dans cet ouvrage ; et j'espère que ceux qui prendront la peine de confronter les témoignages contenus dans ces pages, arriveront à la conclusion à laquelle j'ai abouti, en compagnie de quelques-uns des plus illustres professeurs du jour, à savoir : que le mercure fut dès

l'abord introduit inutilement dans la pratique de la médecine, comme remède interne ; et qu'il occupe maintenant sa
place dans la liste des remèdes uniquement pour avoir été
employé par les praticiens du passé, sans une attestation suf-
fisante du moindre bienfait qu'il ait jamais rendu. Je m'at-
tends bien à entendre récuser plus d'une fois la forme de cet
ouvrage par ceux qui n'en admettent pas les conclusions. On
dira, entre autres choses, que je n'ai fourni que fort peu
de preuves de ma propre expérience, démontrant la vérité
de ce que j'affirme. A cela je répliquerai que, s'il y eût eu
urgence, je n'eusse pu que réitérer ce qui avait été dit et
redit par d'autres, notamment, que je n'avais jamais vu la
syphilis revêtir des formes secondaires ou tertiaires fort
graves, si ce n'est dans les cas où le traitement mercuriel a été
administré ; mais le nombre des exemples que je pourrais
citer serait bien minime en comparaison des centaines de
mille déjà observés. La matière, je crois, est sortie du domaine de l'expérience individuelle, et exige l'examen des
témoignages. Bref, mon humble objet a été de présenter
en peu de mots à mes collègues les témoignages qui m'ont
convaincu personnellement. Je crois, d'après maintes con-
versations récentes que j'ai eues avec des membres de la profession, que c'était précisément ce qui était demandé par
ceux qui brûlent d'arriver à une conclusion sur ce point.

CHARLES R. DRYSDALE.

TRAITEMENT
DE LA SYPHILIS
ET D'AUTRES MALADIES
SANS MERCURE

OBSERVATIONS PRÉLIMINAIRES

Le sujet que traite cet ouvrage a constamment fixé mon esprit pendant bien des années. Au début de mes investigations sur ce que je considère comme de la plus haute importance en fait de remèdes thérapeutiques, j'ai senti que l'obscurité la plus complète environnait la matière. L'abandon du mercure par le professeur Syme et plusieurs autres praticiens célèbres dans le traitement des ulcères des organes génitaux et de leurs suites, m'était connu tout aussi bien que par expérience j'étais persuadé de l'inutilité parfaite du mercure dans le traitement d'autres maladies; pourtant je ne songeais pas alors à la masse de preuves écrasantes accumulées contre ce prétendu traitement spécifique de la syphilis. C'est donc avec la plus grande indulgence pour l'oubli de ces faits par autrui que j'écris les pages suivantes. Je puis accorder aux partisans du mercure la confiance la plus entière pour la sincérité de leur foi en l'efficacité de leur remède, d'autant plus volontiers qu'il m'a été donné l'occasion de rencontrer des hommes de l'art qui eux-mêmes avaient contracté la syphilis; ils subissaient un long, et à mon avis très-dangereux traitement par ce remède, dans le but, pensaient-ils, de neutraliser le poison.

Dernièrement j'eus un entretien avec un nombre considérable de praticiens de Londres, au sujet de l'administration du mercure; quoique chez la plupart je trouvasse une foi très-grande en son efficacité, soit comme spécifique de la syphilis, soit comme le meilleur traitement des inflammations aiguës, il n'était pas rare de voir des sceptiques par rapport aux vertus de cet agent. En effet, que de fois n'ai-je pas rencontré des hommes qui allaient tout aussi loin que moi dans leur aversion pour ce qu'ils regardaient comme la plus pernicieuse et la plus perfide des drogues. Plus d'un membre de la profession m'a confié qu'il n'avait pas ordonné pour remède interne un seul grain de ce métal depuis de longues années, confession que, pour mon propre compte, je n'hésite nullement à faire. Pendant bien des années, aussi, j'ai surveillé dans les hôpitaux la pratique de ceux qui donnent le mercure, et l'ai comparée avec le traitement non mercuriel, et je ne balance pas un seul instant à décerner la palme à la dernière méthode.

Presque chaque semaine, dans mes fonctions au dispensaire, je suis témoin des suites désagréables qui résultent de l'habitude presque universelle que prennent les praticiens en donnant le mercure pour la bronchite, la pneumonie, la pleurésie, la dyspepsie, etc., et surtout pour la syphilis. Les malades, aussi, ne cessent de nous répéter qu'ils sont bilieux après s'être adonnés à des libations copieuses de bière et de genièvre, après avoir humé leur pipe de tabac, ou après être restés depuis neuf heures du matin jusqu'à dix du soir dans une atmosphère calfeutrée, ce qui est communément l'état de jeunes ouvrières employées comme brocheuses, modistes, etc. Et ce terme de bilieux, dont la signification était destinée à une foule de cas d'indigestion, de nutrition défectueuse, a été un legs si malencontreux laissé à la profession par ceux qui le mirent les premiers en vogue, que ces malades ont la coutume d'avaler des pilules mercurielles toutes les fois qu'ils éprouvent le malaise qui est le résultat de l'insalubrité de leur genre de vie.

Les découvertes récentes dans les procédés de diagnostic, et le soin extrême que l'on a consacré à cette branche importante de la science médicale, ont porté le coup le plus décisif au traitement empirique d'une maladie ; et il n'y a que bien peu de médecins et de chirurgiens au-dessous de quarante ans qui risquent le traitement héroïque d'une maladie par les saignées, le mercure et l'antimoine, au degré qui prévalait du temps d'Abernethy. La saignée du bras, en effet, est une opération que bien peu d'étudiants ont vu pratiquer depuis les dix dernières années : elle a été remplacée par des ventouses d'environ quelques onces, ou par l'application de quelques sangsues. Parmi toutes les erreurs qui ont retardé les progrès de la médecine depuis les jours du grand Hippocrate, la croyance en l'utilité du mercure me paraît tenir le premier rang. Nous avons là un exemple frappant de la remarque que « l'expérience peut tromper » ; les données concernant les effets de cette drogue sont restées longtemps sans conteste, car il y a maintenant plus de trois cent cinquante ans que nous sommes « sous l'influence » du mercure. A l'époque où vivaient les Celse, les Galien, etc., les minéraux étaient prohibés par la loi, comme un poison destructeur de la vie, et ce n'est qu'à cette heure que quelques personnes en Europe recommencent à partager la même opinion ; il paraîtrait que la direction de l'état-major médical de l'armée des États-Unis est imbue d'une conviction semblable. En Allemagne, un grand nombre d'autorités médicales se prononcent contre l'usage du mercure, et en France c'est presque uniquement contre la syphilis qu'il est employé. J'ai donc consacré la majeure partie de ces pages à la considération de son influence nocive dans la syphilis, et je dois renvoyer les lecteurs aux ouvrages du Dr Hughes Bennett et du Dr Habershon, pour un exposé plus complet de ses conséquences désastreuses dans d'autres maladies. La lettre suivante, extraite du *Médical Times and Gazette,* du mois de juin 1863, mettra en relief mes idées au sujet des désastres occasionnés par ce remède dans la syphilis.

DISPENSAIRE DE FARRINGDON. — MALADIE MERCURIO-SYPHILITIQUE.

A L'ÉDITEUR DU *Medical Times and Gazette.*

« Monsieur, plusieurs circonstances me portent à croire que, sous peu, la propriété de l'administration interne du mercure contre la syphilis viendra se discuter hautement à la barre de la profession. Un débat récent de la société médico-chirurgicale, et les observations de M. Spencer Wells nous révèlent que les idées de certains chirurgiens influents commencent par perdre de leur empire chez un bon nombre de jeunes et distingués praticiens de Londres, et il est bien connu que, même dans le camp des partisans du mercure, il existe les différences les plus notables quant à la pratique ; peut-être aurez-vous l'indulgence de permettre à un franc incrédule, pour la valeur du traitement mercuriel de la syphilis, quelques petites remarques à cet égard.

« La question du mercure contre la syphilis est de la plus grave importance. De sa solution, ce me semble, dépend l'avenir du mercure comme agent thérapeutique. Le Dr Habershon vient de rendre un si grand service en démontrant les suites funestes de ce remède dans diverses maladies, que je n'ai pas besoin de m'étendre ici davantage sur ce chapitre, et je me contenterai de dire que j'adhère à sa sentence contre l'administration du mercure dans toutes les maladies des poumons, du cœur, de l'abdomen et du cerveau. M. Zacharie Laurence a dernièrment abandonné l'usage du mercure dans le traitement de l'iritis, et emploie l'opium seul avec beaucoup de succès ; tandis que le podophyllin a détrôné le mercure dans le traitement de la congestion du foie.

« Mais la citadelle des partisans du mercure est la syphilis, ils se cramponnent à lui dans cette maladie avec une ténacité digne d'une meilleure cause. Il est vrai qu'un jour leurs rangs s'éclaircirent par la défection, lorsque Fergusson, Guthrie, Rose, Hennen, etc., à leur retour de la Péninsule, montrèrent que les troupes pouvaient très-bien se passer de son secours ; et le traitement de plus d'un millier de malades par Fricke, et celui d'un nombre tout aussi grand par Desruelles à l'hôpital du Val-de-Grâce, sans un atome de mercure, mirent presque la déroute parmi les adhérents d'Astruc et de Hunter.

« Une réaction, néanmoins, se fit bientôt sentir ayant à sa tête l'illustre M. Ricord ; ses partisans de Paris et de Londres déplacèrent la majorité. J'ai toutefois remarqué, dans les écrits de ses disciples anglais, un refroidissement sensible de leur zèle pour le « maëstro » ; car, tandis que M. Ricord patronise un semestre avec une dose journalière de mercure, suivi d'un trimestre d'iodure de potassium, je trouve nos auteurs les plus distingués de Londres très-ambigus relativement à la durée de l'application du minéral ; de plus, ils ne suivent pas tous la méthode de M. Ricord ; ils font usage de trois modes connus même avant Astruc, notamment la friction, la fumigation et l'administration interne.

« Il m'a été donné de voir bien des cas de maladie sérieuse et prolongée, produits, à mon avis, par l'emploi de chacune de ces trois méthodes, et si de tels effets ont lieu de nos jours moins fréquemment qu'autrefois, c'est uniquement parce que les praticiens commencent à présent à être de moins en moins prodigues de leur fameux spécifique. Tous ceux qui ont lu les relations volumineuses de Fergusson, de Hennen, de Fricke et Desruelles, des conseils de salubrité français et suédois, de Harris, etc., savent parfaitement bien que les symptômes, tels que ceux que nous allons rapporter, ne se présentent jamais, quand les malades sont soumis au simple traitement du repos, de la diète et de l'hygiène. Bien plus, la durée du traitement, selon Desruelles, etc., s'abrége de près de la moitié quand on ne fait point usage de mercure.

PREMIER CAS. — *Accident primaire traité par le mercure. — Destruction du nez. — Phthisie. — Mort.*

« Le 28 mai 1862, je fus appelé par M. W. Allingham, F. R. C. S., pour examiner la poitrine d'un jeune homme, âgé de 23 ans. *Historique :* — Parents sains ; pas de phthisie dans la famille. Le malade a toujours joui d'une bonne santé jusqu'à l'époque de l'infection. Il est né à Londres. Deux ans et huit mois auparavant, il servait dans un régiment de milice à Dublin, où il contracta un ulcère qui devint volumineux et s'indura ; il fut traité pour ce mal à l'hôpital de Richmond, pendant six semaines, avec des pilules qu'il avait à prendre deux fois par jour, et la salivation devint abondante. Traité de nouveau par le même spécialiste, durant une période de deux mois, pour une nouvelle attaque de la maladie, avec des pilules qui lui enflammèrent encore la bouche. N'avait eu aucune éruption sur le corps, mais avait éprouvé des maux de gorge. Seize mois plus tard, à Aldershot, des ulcères se déclarèrent au coin du nez, et il commença à tousser.

« *État présent*. — Les narines sont complétement rongées, ainsi que le voile du palais. Il y a des symptômes de dartres farineuses à la face, etc. Une respiration sourde, et un râle profond et caverneux se font entendre sous les deux clavicules. Emaciation extrême. Le jeune homme mourut le lendemain.

2ᵉ CAS. — *Salivation par suite d'accident primaire.* — *Treize fausses couches.* — *Iritis.* — *Nécrose de la machoire inférieure.*

« Marie H....., âgé de 46 ans, août 1861. Il y a vingt et un ans, la malade fut infectée du mal vénérien par son mari, étant enceinte. Elle suivit, pendant neuf mois environ, la médication des pilules et potions, qui lui irritèrent la bouche, et fut frictionnée d'onguent mercuriel en diverses parties du corps. Elle eut à deux reprises un engorgement aux glandes salivaires durant le traitement. Depuis lors, elle a eu 13 fausses couches et 7 enfants nés viables, dont 3 morts et 4 vivants ; tous sont maladifs, et l'un d'eux est paralytique. La malade a été frappée d'*iritis* à l'œil gauche, et est devenue borgne. Il y a quatre mois qu'un morceau de la mâchoire inférieure, du côté gauche, se détacha avec deux dents. Une grande portion du centre de la mâchoire inférieure est nécrosée, sans être toutefois prête à s'éliminer.

3ᵉ CAS. — *Fumigation mercurielle pour accidents secondaires.*

« Elisa S....., de 20 ans, septembre 1862. *Historique*. — Il y a environ deux mois qu'elle s'aperçut d'un petit chancre volant à la vulve, qui disparut sans aucun médicament. A cinq mois de là à peu près, une maladie cutanée et un mal de gorge se présentèrent. Elle entra à l'hôpital, et fut traitée par des bains de vapeurs et des pilules mercurielles, à l'heure du coucher, pendant deux mois.

« *État présent.* — La malade a sur tout le corps, et particulièrement à la jambe gauche, de gros boutons de rupia dont quelques-uns sont tombés, et ont mis à nu de larges plaies de mauvais aspect. Est très-faible et amaigrie, avec toute l'apparence d'une personne empoisonnée par le mal mercurio-syphilitique. Prescrit pot. iod. comme antidote contre le mercure.

« Le grand théâtre de la victoire des partisans du mercure est leur traitement des enfants syphilitiques. Pour moi, je regrette de le dire, je ne prends nulle part à leurs chants de triomphe, car j'ai vu trop de fois la mort d'enfants traités par le minéral, pour le regarder comme un spécifique dans ce cas-là.

« Dernièrement, Monsieur (*Médical Times and Gazette*, novembre 1862), vous m'avez fait la faveur de publier deux exemples de syphilis infantile, dont la cure était due à l'influence d'une diète méthodique, de l'hygiène et du chlorate de potasse ; depuis ce temps-là, j'ai traité deux autres cas avec les mêmes remèdes, et avec un succès pareil ; et M. W. Allingham, F. R. C. S., a traité dix cas, sans un résultat fatal, par le chlorate de potasse et l'acide hydrochlorique. Réellement, je crois que le mercure, au lieu de guérir la maladie chez les enfants, est la cause fréquente de leur mort ; en voici une preuve.

4e CAS.

« 28 octobre 1861. Je vis un enfant de 11 mois, couvert de la tête aux pieds d'une éruption syphilitique squameuse, plus particulièrement accentuée aux jambes. L'enfant nasillait, et avait les glandes cervicales postérieures développées. Sous d'autres rapports, l'enfant était potelé et bien fait. On entoura les reins de l'enfant avec une ceinture de flanelle, imprégnée d'une petite quantité d'onguent mercuriel.

« Le 8 novembre. Les taches se sont considérablement éclaircies, ont presque disparu. L'enfant a l'air très-faible et a perdu tout son enjouement.

1.

« Le 15. La mère vint pour un extrait mortuaire. »

Après des résultats comme ceux-ci qu'amène l'intervention du mercure, jetons les regards sur l'autre tableau de la maladie quand elle est traitée, comme le sont tous les poisons sanguins de nos jours, d'une façon antiphlogistique, sans spécifique.

« Hennen traita 407 cas sans mercure, et l'*iritis* ne parut que deux fois. Fricke, à l'hôpital de Hambourg, en traita plus d'un millier de même, et n'eut pas un seul cas d'*iritis*; jamais il n'observa une maladie des os durant le traitement non spécifique de la maladie.

« John Thompson, Liston, Syme, Hughes Bennett, Cooke et une foule d'autres célébrités de la France, de l'Angleterre et de l'Allemagne, ont, à plusieurs reprises, affirmé la même chose, et tous ont prouvé, non-seulement par des assertions, mais par de vastes expériences comparées, que la syphilis, soumise à la médication d'une diète bien entendue, du repos, de l'hygiène, et des applications externes, est une maladie d'un caractère très-anodin.

« M. Desruelles, dans le compte rendu de son traitement des soldats de l'hôpital du Val-de-Grâce, à Paris, dit : « Il est aisé de « voir que le traitement interne est réduit à la simplicité la plus « grande; le traitement externe n'est pas plus compliqué, et, pour « l'un comme pour l'autre, le secours du mercure est presque « nul. »

« Toutefois, l'attachement que certains médecins et chirurgiens manifestent pour le traitement spécifique est si violent, qu'en vérité je crois qu'il faudra un demi-siècle avant que l'administration d'une drogue, qui a causé, d'après l'avis des auteurs sus-mentionnés, les souffrances de l'*iritis*, la carie des os et l'ulcération des parties molles, soit abandonnée, et que, comme aux jours d'Hippocrate, de Celse et de Golsen (car je suis convaincu avec M. Ricord et M. Travers que la maladie a toujours existé, bien que la relation entre les symptômes primaires et l'éruption n'ait pas été aperçue de Celse), l'économie puisse lutter franchement avec le poison, à l'aide d'un régime suivi, de la diète et de l'hygiène.

« Je termine, Monsieur, cette lettre, quelque peu longue, par une citation du professeur Hughes Bennett, qui a fait plus que tout autre pour chasser l'empirisme du traitement de la maladie, et établir la véritable méthode de thérapeutique. « Quand « on traitera la syphilis-d'après les mêmes principes que ceux « que l'on suit pour la fièvre scarlatine ou la petite vérole, l'on « aura infiniment moins de conséquences fatales à déplorer que « dans ces deux dernières affections. »

« Je suis, etc.

« CHARLES DRYSDALE, M.-Dr. »

Londres, juin 1863.

Des révélations qui se sont dernièrement faites dans les cours de justice devraient nous avertir de l'obscurité qui enveloppe malheureusement toutes questions de médecine, et de l'utilité d'une humeur calme et modérée dans la discussion de points médicaux. La question du traitement et de la prévention de la syphilis abonde en difficultés plus qu'ordinaires. Je signalerai l'une d'elles en passant, car elle paraît gagner certains auteurs du jour. Je fais allusion à l'opinion que la syphilis est une maladie envoyée par Dieu en guise de punition du vice.

Dans une réunion de la Société médico-chirurgicale, dont le compte rendu se trouve dans le *Médical Times and Gazette* du 25 février 1860, M. Solly déclara, y est-il dit, que « loin de regarder la syphilis comme un mal, il la considérait, au contraire, comme une bénédiction, et croyait qu'elle était infligée par le Tout-Puissant pour mettre un frein à l'assouvissement des mauvaises passions. Si l'on faisait disparaître la maladie du cadre des infirmités humaines, et il espérait que cela ne se pouvait point (signes de désapprobation), la fornication se glisserait en rampant par toute la terre. »

De plus, le Dr Druitt, dans son *Vade-Mecum*, p. 167, chap. 11, Londres 1854, cite les vues du Dr Fergusson sur les causes productrices de la maladie, où il dit : « Les écarts de l'homme ont été de tout temps punis par un déluge de maladies et la perte de la santé ; et il serait difficile de croire en une Providence protectrice, si les transgressions de la loi divine et humaine pouvaient rester impunies. » Le Dr Druitt ajoute : « L'auteur partage pleinement cette conviction. »

Comme contraste à ce point de vue fort peu philosophique, il me semble, sur la nature et l'origine de la maladie, je consignerai maintenant l'opinion de l'illustre père de la médecine, Hippocrate, sans plus ample commentaire, si ce n'est pour remarquer que, sous certains rapports, la philosophie du xixe siècle, à Londres, paraît, dans l'esprit des autorités que nous venons de mentionner en dernier lieu, avoir rétrogradé beaucoup sur les traces de celle du temps de Périclès.

Dans son *Traité sur la médecine des anciens*, nous trouvons ce passage : — «Quant à moi, il me paraît que de telles affections sont tout aussi divines que d'autres ; et qu'aucune maladie n'est ni plus divine ni plus humaine qu'une autre, mais que toutes sont également divines, parce que chacune a sa nature propre, et qu'aucune ne prend naissance sans une cause naturelle.» Je n'ai plus qu'à ajouter que j'aime à croire que la majorité de nos confrères est imbue de l'esprit de ce passage d'Hippocrate, au moment d'entamer de telles questions, où les idées sont si promptes à obscurcir le jugement.

CHAPITRE PREMIER

Imperfection du mode empirique de juger des remèdes.

Lorsqu'on contemple les diverses branches des connaissances humaines à l'heure présente, l'on ne peut s'empêcher d'observer une grande différence dans leur rapprochement de la perfection. Prenez, par exemple, la science de l'astronomie. Ici tout est exactement compris, et les investigations se poursuivent sous des conditions bien connues, et sans une voix d'opposition. Nul autre qu'un fanatique ne nie le fait de la gravitation universelle en ce qui touche notre système céleste, ni ne révoque en doute les preuves de la révolution des planètes autour du soleil. Et pourtant, aux siècles passés, la croyance en des assertions diamétralement opposées était tout aussi souveraine que la conviction présente de la valeur du mercure, en ce qu'on la suppose être prouvée par expérience.

Prenez un autre exemple bien connu dans la physique. N'a-t-on pas cru pendant une longue période de l'histoire du monde que la raison indiquait qu'une masse pesante d'un corps quelconque dût toucher le sol avant une autre d'un poids moindre tombant de la même hauteur. En chimie aussi, la substance fictive appeléo *phlogiston* n'était-elle pas mise en avant pour expliquer les phénomènes qui se passaient dans un corps pendant qu'il subissait la combustion, et tous les chimistes savent que l'on eut un mal extrême à déraciner cette croyance.

D'ailleurs, quand on considère, à présent, les sciences citées plus haut, on éprouve un sentiment de triomphe à remarquer combien est grande la puissance que le perfectionnement des méthodes d'investigation, maintenant si bien appliquées, a donnée à notre race sur l'ensemble de la nature animée et inanimée. Mais, quand on arrive aux sciences plus importantes, notamment à celles qui comportent plus immédiatement le bonheur de notre race, que notre désappointement est profond, en apercevant le chaos dans lequel sont encore plongées la plupart des questions qui concernent la société et la santé. Choisissons un exemple : depuis les cinquante dernières années, il est à la connaissance de tous ceux qui se sont avisés d'étudier, d'après les écrits de Malthus, de Chalmers, de Say, de James, John Stuart-Mill, de Joseph Garnier, etc., que la cause de l'abaissement des salaires et de ses conséquences fâcheuses sur la santé des classes indigentes et mal nourries de l'Europe ou des vieilles contrées, se trouve dans la disproportion du capital relativement à l'excès de la population de ces pays. Quoique aux yeux de toute personne intelligente, qui a approfondi la matière, cette doctrine ne soit rien moins qu'un axiome, l'ignorance populaire de cette question vitale est cependant si grande que le moindre artifice qui promettrait une légère augmentation de la production ou une émigration insuffisante, serait regardé et accepté par les masses comme une réfutation de cette loi de la nature humaine. Mais, si la science sociale foisonne de faussetés, il n'en est pas autrement de la science médicale. Chaque grand homme a fait école dans cette science, et chaque école a rarement survécu à son fondateur, et quelquefois même elle s'est éteinte avant lui. Des réflexions pareilles sont décourageantes quand on pense que c'est sur la somme de nos connaissances des sciences de la santé publique ou individuelle que repose toute notre sécurité ou toutes nos espérances de félicité. Mais, en examinant la matière de plus près, on peut noter que la raison du degré élevé de perfection obtenu par quelques-unes des sciences naturelles dérive de l'application correcte des lois qui régissent le dépouillement des témoignages, ou, en d'autres termes, de ce que la méthode en usage dans leurs investigations est définitivement fixée. Une fois cette opération accomplie pour une science, remplir ensuite cette science de détails est, comparativement parlant, une affaire rapide. Une armée de chercheurs ardents se précipite sur le terrain déblayé, et bientôt s'élève un édifice imposant.

Les méthodes à poursuivre dans chacune des sciences sont très-différentes, comme l'a montré M. J.-S. Mill dans sa *Logique*. Ainsi, en astronomie, la méthode est presque entièrement celle de la simple observation et de la déduction, et, si l'on y ajoute le contrôle de la vérification, on a par là ce qui constitue le seul

mode efficace d'investigation dans cette science. En chimie,
une méthode totalement différente se poursuit encore ; ici la
simple observation et les expériences sont les moyens d'arriver à
la vérité.

Si nous reportons nos regards sur la science médicale, nous
apercevrons, en considérant attentivement l'énorme complication
de chaque phénomène pris en lui-même, que la méthode d'investigation, qui est si féconde en chimie, est ici presque stérile en résultats ; que notre confiance doit reposer sur la méthode qui a été
reconnue si éminemment heureuse en astronomie ; découverte des
lois générales, application déductive de ces lois, et finalement
vérification de leurs résultats.

C'est parce que la médecine est encore étudiée, conformément
à la méthode de la chimie, par bon nombre de médecins qu'il s'y
est fait si peu de progrès apparents ; mais on peut déjà remarquer ce qu'a perdu de confiance ce mode d'investigation par
l'incrédulité graduellement croissante aux assertions des partisans du spécifique, et par l'importance qui s'attache maintenant à l'étude de l'anatomie, de la physiologie, de la pathologie et de l'hygiène. Ceux qui sont jaloux d'approfondir
l'histoire naturelle des différentes maladies ne peuvent pas
douter que le traitement et la méthode empirique passée
n'aient hautement tendu à obscurcir le sujet entier de la
pathologie ; de sorte qu'en décrivant une maladie, nous sommes
encore souvent incapables de dire la part qui revient à la maladie
elle-même, et la quotité qu'il faut attribuer au remède habituel-
lement administré pour sa cure dans la pratique dominante du
jour.

Maintenant que nous allons discuter une question, telle que le
traitement de la syphilis, sur laquelle des opinions si discordantes
sont soutenues par les hommes les plus éminents de la profession
médicale, nous pouvons naturellement nous demander comment
il est possible que des hommes d'une haute expérience, tels que
Lawrence, Trousseau, Copland, et autres partisans d mercure,
puissent maintenir des idées si contradictoires avec [celles de
Syme, Hughes Bennett, Fricke, et autres hommes également célèbres ? Et, en admettant que la raison se trouve à la fois dans les

deux camps, comment les uns pourront-ils convaincre les autres ?
La réponse, ce me semble, est qu'il y a une science d'investigation
au creuset de laquelle les témoignages s'apprécient. Écoutons donc
ce que l'écrivain le plus distingué de cette science nous a dit concernant la méthode d'arriver à la vérité dans cette même question.

Après avoir expliqué que, dans un cas où il existe multiplicité
de causes, il y a deux méthodes que l'on peut suivre en recher-
chant l'effet d'une cause donnée, soit la méthode *à priori* ou la
méthode *à posteriori*, cette dernière se subdivisant en méthodes
par expérimentation et par simple observation. M. J.-S. Mill, dans
sa *Logique*, 1 vol., ajoute :

« Dans le but d'éclaircir plus complétement la nature de ces
trois méthodes, nous choisirons pour nos besoins un cas qui n'a
pas encore fourni un exemple brillant du succès d'aucune des
trois méthodes, mais qui n'en est que plus propre à faire ressortir
les difficultés inhérentes en elles. Que le sujet de l'enquête soit
les conditions de la maladie et de la santé dans le corps humain,
ou, pour plus grande simplicité, la condition de la guérison d'une
maladie donnée, et, afin de circonscrire la question encore plus,
qu'elle soit limitée, au premier abord, à cette unique recherche :
y a-t-il ou n'y a-t-il pas quelque médicament particulier, le mercure, par exemple, pour remède à cette maladie ? Dans ce cas, la
méthode déductive partirait des propriétés connues du mercure et
des lois connues du corps humain, et basant son raisonnement sur
celles-ci, tâcherait de découvrir si le mercure n'agirait pas sur le
corps humain, supposé dans un état morbide, de façon à rétablir
la santé.

« La méthode expérimentale administrerait simplement le mercure en autant de cas que possible, en notant l'âge, le sexe, le
tempérament et les autres particularités de la constitution corporelle, la forme spéciale ou la variété de la maladie, l'état particulier de ses progrès, etc., en remarquant les cas dans lesquels il
produit un effet salutaire, et dans quelles circonstances il se trou-
vait combiné avec ces cas.

« La méthode de simple observation comparerait les cas de guérison pour trouver s'il y a similitude à la suite d'un traitement

préalable de mercure ; ou comparerait des cas de guérison avec des cas de non-réussite, pour trouver des cas qui, étant semblables sous tous les rapports, ne différeraient qu'en ce que le mercure aurait été ou n'aurait pas été administré.

« Que la dernière de ces trois méthodes soit applicable à notre sujet, personne ne l'a jamais sérieusement contesté. Aucune conclusion d'importance, dans un sujet d'une complication pareille, n'a jamais été obtenue de cette manière. Le plus qui puisse en résulter serait une impression vague, générale pour ou contre l'efficacité du mercure ; d'aucune utilité pour notre gouverne, à moins d'être confirmé par l'une des deux autres méthodes. Inutile de dire que les résultats que cette méthode s'efforce d'obtenir ne fussent de la plus haute valeur possible s'ils pouvaient s'obtenir. Si tous les cas de guérison qui se présentent, dans un examen qui s'étendrait à un grand nombre d'exemples, étaient des cas où le mercure a été administré, nous pourrions généraliser avec confiance d'après cette expérience, et devrions obtenir une conclusion d'une valeur réelle.

« Mais il ne nous est pas permis, dans un cas de cette nature, d'espérer obtenir une telle base de généralisation. La raison s'en trouve dans ce que nous avons décrit comme constituant l'imperfection caractéristique de la méthode de convenance, — la pluralité des causes. Supposant même que le mercure tende à guérir la maladie, tant d'autres causes, et naturelles et artificielles, tendent aussi à la guérir qu'on trouverait certainement de nombreux exemples de cures sans mercure, à moins qu'en réalité la pratique ne fût de l'administrer dans tous les cas. Dans cette dernière hypothèse la présence du mercure doit être également cotée pour les cas de non-réussite.

Lorsque l'effet résulte de l'union d'un certain nombre de causes, la part que chacune d'elles a dans la détermination du résultat n'est pas grande, en général, et l'effet ne sera probablement pas affecté sensiblement, même par la présence ou l'absence et encore moins par les variations de l'une des causes.

« La guérison d'une maladie est un événement auquel, pour chaque cas, bien des influences doivent concourir. Le mercure peut être une de ces influences ; mais, de ce qu'il y en a quantité d'autres, il s'ensuivra nécessairement que, quoique le mercure soit administré, le malade, à défaut du concours des autres influences, ne reviendra pas à la santé, et qu'il guérira souvent quand le minéral ne sera point administré, les autres influences favorables étant suffisamment puissantes sans lui. »

Par conséquent, ni les exemples de guérison ne concorderont avec l'administration du mercure, ni les exemples d'insuccès avec sa non-application. C'est beaucoup si, par des relevés multipliés et exacts, faits dans les hôpitaux et établissements semblables, on peut inférer qu'il y ait un peu plus de cures, et un peu moins d'insuccès quand le mercure est administré que quand il ne l'est pas, résultat fort secondaire, même comme guide pratique, et quasi-insignifiant comme contribution à la théorie du sujet.

L'inapplicabilité de la méthode de simple observation pour déterminer l'état des effets qui dépendent de tant de causes coopérantes étant reconnue, nous rechercherons à présent s'il faut espérer une plus grande assistance de l'autre branche de la méthode *à posteriori*, celle qui procède en essayant directement les différentes combinaisons des causes, ou artificiellement produites ou trouvées dans la nature, et en enregistrant ce qui est leur effet ; comme, par exemple, en essayant l'effet du mercure dans le plus grand nombre de circonstances possible. Cette méthode diffère de celle que nous venons d'examiner en ce qu'elle fixe notre attention directement sur les causes ou les agents, au lieu de la fixer sur l'effet, la guérison de la maladie. Et, puisqu'en règle générale les effets des causes sont bien plus accessibles à notre étude que les causes des effets, il est naturel de croire que cette méthode a beaucoup plus de chances de réussir que la première.

La méthode à considérer maintenant s'appelle la *Méthode empirique*, et, afin de la priser à sa juste valeur, il faut la supposer complétement et non partiellement empirique ; il faut en exclure tout ce qui participe de la nature d'une opération déductive et non expérimentale. Si, par exemple, nous faisons des expériences avec le mercure sur une personne en santé, afin de déterminer les lois générales de son action sur le corps humain, et de raisonner ensuite sur ces lois pour statuer comment il agira sur des personnes affectées d'une maladie particulière, cela peut être une méthode réellement efficace, mais c'est la déduction. La méthode expérimentale ne déduit pas la loi d'un cas complexe de lois plus simples qui conspirent à la produire, mais elle fait ses expériences directement sur le cas complexe. Il faut faire une abstraction entière de toute connaissance de tendances plus simples ; il est entendu que ce sont les *modi operandi* du mercure en détail. Notre expérimentation doit viser à obtenir une réponse directe à une question spécifique : *Le mercure tend-il, oui ou non, à guérir la maladie particulière ?*

Voyons donc jusqu'à quel point le cas s'accommode de l'observance de ces règles d'expérimentation, qu'il est reconnu nécessaire d'observer dans d'autres cas. Quand nous imaginons une expérience pour déterminer l'effet d'un agent donné, il y a certaines précautions que nous ne négligeons jamais, s'il y a moyen. De prime abord, nous introduisons l'agent au milieu d'une série de circonstances que nous avons exactement déterminées. Il est à peine besoin de remarquer combien cette condition est loin de se réaliser dans un cas quelconque intimement lié au phénomène de la vie, combien nous sommes loin de connaître quelles sont toutes les circonstances qui préexistent dans un cas, quel qu'il soit, où le mercure s'administre à un être vivant. Toutefois, cette difficulté, quoique insurmontable la plupart du temps, peut ne pas l'être toujours. Il se présente quelquefois (cependant jamais, à mon avis, en physiologie) un concours de maintes et maintes causes où nous discernons encore exactement ce que sont ces causes. Mais, une fois cet obstacle franchi, nous en rencontrons encore un autre plus sérieux. En d'autres cas, lorsque nous voulons tenter une expérience, nous n'estimons pas qu'il suffise qu'il n'y ait dans le cas nulle circonstance dont la présence nous soit inconnue, il nous faut aussi qu'aucune des circonstances que nous connaissons n'ait des effets susceptibles d'être confondus avec ceux de l'agent dont nous voulons étudier les propriétés.

Nous nous donnons un mal extrême pour exclure toutes les causes sujettes à se composer avec la cause donnée ; ou, si nous sommes forcés de laisser de telles causes subsister, nous prenons soin de les rendre telles, que nous puissions les supputer et les tenir en ligne de compte, de sorte que ces effets de la cause donnée, après la déduction des autres effets, seront mis en évidence comme phénomène restant.

Ces précautions ne sont point applicables à des cas tels que ceux que nous considérons maintenant. Le mercure de notre expérimentation étant essayé avec une multitude inconnue (ou supposons là même une multitude connue) d'autres circonstances influentes, le simple fait de la présence de circonstances influentes implique qu'elles déguisent les effets du mercure et nous empêchent de savoir si elles produisent ou non un effet. A moins que nous ne connaissions déjà la nature et la quotité de ce qui revient à chacune des autres circonstances (c'est-à-dire à moins que nous ne supposions résolu le problème même dont nous étudions les moyens de solution), nous ne pouvons pas dire que les autres circonstances ne puissent pas avoir produit la totalité de l'effet, indépendamment ou même en dépit du mercure. La méthode de différence avec le mode ordinaire de son emploi, notamment en comparant l'état des choses qui suivent l'expérimentation avec l'état qui la précède, est de même, dans le cas d'effets entremêlés, absolument infructueuse, parce que des causes autres que celles dont nous cherchons à déterminer l'effet ont été à l'œuvre durant la transition. Quant à l'autre mode d'employer la méthode de différence, notamment en comparant non pas le même cas à deux périodes diverses mais des cas différents ; il est, en thèse générale, tout à fait chimérique. Dans des phénomènes si compliqués il est à douter que deux cas semblables sous tous les rapports, sauf sous un seul, se présentent jamais ; et viendraient-ils à se présenter, il nous serait impossible de savoir s'ils ont une ressemblance si exacte.

Un usage scientifique de la méthode d'expérimentation dans les cas compliqués est par conséquent hors de question. Le plus que nous puissions faire dans les cas les plus favorables est de découvrir par une succession d'essais qu'une certaine cause est très-souvent suivie d'un certain effet. Car, dans un de ces effets conjoints, la portion qui est déterminée par un des agents influents n'est généralement, comme nous l'avons remarqué auparavant, que minime. Et il faut que ce soit une cause plus puissante que la plupart des autres , si la

tendance même qu'elle déploie réellement ne se trouve point
entravée par d'autres tendances dans presque autant de cas
qu'elle a agi.

Dans le chapitre XI, sur la *Méthode déductive*, le même auteur
ajoute : Le mode d'investigation qui, après l'inapplicabilité démon-
trée des méthodes directes d'observation et d'expérimentation,
nous reste comme la source principale des connaissances que nous
possédions ou que nous puissions acquérir relativement aux conditions et aux lois du retour fréquent de phénomènes plus compliqués, s'appelle, dans son expression la plus générale, la
méthode déductive, et comprend trois opérations, la première
d'induction directe, la seconde de ratiocination, et la troisième
de vérification. Le problème de la méthode déductive est de
trouver la loi d'un effet d'après les lois des différentes tendances
dont il est le résultat combiné.

Telles sont les opinions de M. J.-S. Mill, et elles peuvent suggérer à plus d'un partisan zélé du mercure, que sa foi en ce remède est dérivée, pour n'en pas dire davantage, de témoignages
très-douteux.

CHAPITRE II

Le mercure comme remède contre la maladie en général.

Les effets *cholagogues* et purgatifs du mercure ont été les propriétés pour lesquelles il est devenu un médicament des plus pré-
conisés ; mais il possède, aux yeux de ses admirateurs, tout un
essaim de vertus. Des praticiens l'emploient dans l'inflammation
aiguë et la congestion du foie et des testicules ; dans l'inflammation aiguë de toute partie de l'organisme, soit des poumons,
du péritoine, de l'utérus, de la plèvre, etc. Dans le rhumatisme aigu il est un remède favori pour les péricardites et les en-
docardites ; dans l'hydropisie associée avec cirrhose du foie,
ou maladie du cœur, on en fait usage comme absorbant. Voilà,

autant que je sache, les cas où l'on administre le mercure comme agent thérapeutique à Londres.

A Paris, les vertus du mercure ne semblent pas être à présent si généralement admises qu'à Londres, comme le savent tous ceux qui ont participé au service des hôpitaux de cette ville. Il y est employé dans quelques cas rares de péritonites, dans l'iritis, et dans les affections herpétiques, et c'est presque là tout, à l'exception de la syphilis contre laquelle, selon M. Ricord et son école, le minéral est un spécifique.

A Dublin, l'usage des préparations mercurielles est fort général; et il y a à peine un état pathologique pour lequel on ne reconnaîtrait pas la valeur du médicament. Le mercure, dans quelques-uns des principaux hôpitaux de Dublin, à l'époque de ma visite dans cette ville, était ouvertement prodigué par quelques praticiens, presque pour toute maladie; et un de mes amis, attaché à un hôpital de Dublin, m'observa qu'il avait souvent de la répugnance à entrer dans les salles, tant il y avait de malades qui souffraient de l'affection salivaire. Dans l'école d'Édimbourg, inversement, les préparations mercurielles ne tiennent plus que par une faible racine, et dans la pratique de quelques-uns des premiers médecins et chirurgiens, elles semblent se réduire à remplir la fonction d'un agent purgatif; quelques-uns d'entre eux emploient encore le mercure dans le traitement de l'iritis de forme sthénique.

Cependant, déjà, à Londres, l'on a des indices d'une réaction contre la routine du traitement mercuriel. Ce dernier est si généralement adopté par quelques praticiens qu'un médecin fort répandu me déclara, il y a quelques années, dans une conversation dont je me souviens bien, qu'il n'avait pas écrit une prescription pour n'importe quel cas qui ne contînt l'essence de ce qui, selon son opinion, était le plus précieux des remèdes. J'ai ouï dire par un monsieur qui occupe à présent une chaire dans un de nos hôpitaux, que sa foi dans le mercure était si grande, qu'il croyait pouvoir accomplir presque tous les effets curatifs voulus d'une maladie, si on lui donnait le mercure et l'opium pour ses seuls agents thérapeutiques. Avant donc d'aller plus loin, nous ferions bien de rechercher si l'on peut produire quelques témoignages pour prouver que les préparations mercurielles sont quelquefois préjudiciables aux maladies mêmes qu'elles ont à guérir. J'ai vu bien des morts et une prodigieuse quantité de désastres occasionnés (c'est ma conviction) par l'administration du mercure, et les écrits de tous ceux qui ont regardé de près à la matière témoignent avec certitude que ces opérations destructives sont beaucoup moins étendues qu'elles ne l'étaient au bon vieux temps de Hunter, Abernethy, Colles, etc., quand le traitement soi-disant héroïque des maladies était à la mode.

Les citations suivantes de plusieurs écrivains feront ressortir les effets fâcheux qui accompagnent si ordinairement l'emploi des préparations mercurielles.

Le D\u0072 Copland, dans son *Dictionnaire*, II\u00e9 partie, vol. II, p. 1346, dit : « Les pires symptômes qui aient été si fréquemment attribués à des manifestations locales de la syphilis, particulièrement les affections du périoste, des os, etc., ont été démontrés par moi comme étant le résultat de doses excessives du calomel, très-communément donné dans les pays chauds, au commencement de ce siècle, pour la cure des fièvres. A une époque on tenta de soumettre l'organisme à l'influence du mercure pendant ces maladies ; mais la pratique en général ne fut pas couronnée de succès ; et dans le petit nombre de ces cas où il y eut cure, des maladies du périoste se montrèrent à la suite. Il y a quelques années qu'un négociant, qui faisait le commerce sur les côtes occidentales de l'Afrique, fut attaqué de la fièvre et fut traité par le calomel, pris à la valeur du tiers d'une drachme trois ou quatre fois par jour. Il guérit de la fièvre et revint en Angleterre. On me fit appeler chez lui bientôt après son arrivée, et je le trouvai complétement hémiplégique, avec deux volumineux gonflements du péricrâne. On me fit demander chez une dame atteinte d'une affection semblable à celle ci-dessus, après l'usage prolongé du mercure pour une maladie hépatique. »

M. Skey, sur les *Maladies vénériennes*, p. 88, dit : « Les avocats du mercure ne cessent d'objecter que des maladies similaires à celles-ci ne suivent pas la prodigue administration du remède quand on l'emploie à la cure d'autres maladies ; j'admets qu'elles n'en soient pas toujours le résultat, mais j'affirme d'une manière très-positive qu'elles en sont la suite occasionnellement, et, fût-il administré sous les mêmes formes et les mêmes circonstances, on en aurait plus souvent à déplorer les conséquences. » A la page 89, il ajoute : « Qui a vu le phagedæna, à la suite d'une gonorrhée traitée simplement ou non traitée ? D'un autre côté, il y a bon nombre de cas de maladie phagédénique (on entend par là le mal de gorge, les pustules, les ulcères sur toutes les parties du corps, avec douleurs dans les os) qui surviennent après le traitement de la gonorrhée par le mercure. » Page 90, il donne l'exemple d'une femme qui avait été purgée par les glandes salivaires pour une affection de foie, et avait ensuite souffert d'ulcérations en diverses parties. A la page 104, il cite quatre cas de phagedæna se déclarant dans des personnes qu'on avait fait saliver, d'après la méthode de John Hunter, pour la gonorrhée simple. A la page 318 il dit : « Que d'exemples de santés détruites, d'avenirs brisés à cause d'une détérioration de la figure et de mutilations, à cause de souffrances sévères et prolongées de rhumatisme sous toutes les formes, d'hydropisie, de maladies latentes et pulmonaires rallumées, de la phagédène elle-même, avec une série horrible d'ulcères et de nécroses, le tout provenant de l'usage immodéré du mercure.

Dans la *Chirurgie militaire* de Hennen, page 516, on lit : « Que la tendance à la phthisie est considérablement aggravée par l'emploi du mercure, et que souvent il évoque cette maladie ; qu'il produit fréquemment une hémorrhagie abondante des poumons ; qu'il donne naissance aux symptômes les plus graves et les plus désolants de dyspepsie ; que de son application outrée résultent souvent l'hydropisie et les affections des organes urinaires ; que, quoique remède puissant contre la maladie hépatique, il engendre souvent la jaunisse ; que ses effets sur l'économie sont souvent graves et compliqués, se manifestant sous la forme de maux de tête, d'insomnie, de cet état de maladie nommé par Pearson *erythismus*, qui affecte le cerveau, le cœur et le diaphrahme, et se manifeste par des douleurs, des frissons et un air particulier d'abattement dans le maintien, de l'anxiété, et des palpitations partielles ou universelles du cœur ; par des soupirs et une respiration difficile, et il n'est pas rare qu'un effort de mouvement entraîne ensuite une mort soudaine ; qu'il aggrave particulièrement la propension maniaque. En quelques cas, différents membres de la même famille sont devenus furieux durant le cours de leur médication mercurielle. Ce n'est pas seulement par des exemples de folie qu'il déploie ses ravages dans les familles où il y trouve une prédisposition ; mais il paraît qu'il existe une constitution héréditaire qui lui est antipathique, et sur laquelle il exerce ses effets les plus virulents. Liston, dans ses *Éléments de chirurgie*, 1840, dit : « Il n'y a nul doute que des ulcères étendus et profonds ne soient produits au gosier par le mercure. On a soutenu qu'il ne survenait point de gonflements des os quand le mercure avait été donné pour le foie et d'autres affections ; il en survient dans ces circonstances, mais pas aussi fréquemment que la médecine a servi à combattre des symptômes vénériens.

Samuel Cooper dit : «Lorsque j'étais élève à l'hôpital Saint-Bartholomé, on voyait la plupart des vénériens de cet établissement avec la langue ulcérée pendant hors de la bouche, le gosier prodigieusement enflé, et la salive coulant par torrent.» Le Dr Bright raconte que, dans un cas d'apoplexie, cinq grains de calomel placés sur la langue, sans être avalés, excitèrent au bout de trois heures une salivation violente.

Le Dr Ramsbotham, suivant la citation qu'en fait le sieur Copland dans son article « *Poisons* » (p. 413), rapporte un exemple où quinze grains de pilules bleues, à cinq grains chaque nuit, produisirent une salivation fatale. Le Dr Christison dit que deux drachmes d'onguent mercuriel appliqués extérieurement causèrent un violent ptyalisme et la mort en quatre jours.»

En 1858, je vis une femme de 65 ans subir une légère opération chirurgicale. Après l'opération elle prit un grain de calomel trois fois par jour à cause de quelques symptômes pour lesquels le chirurgien crut ce médicament convenable. La conséquence fut que la salivation s'ensuivit, et la femme mourut en trois jours. La même année un autre cas se présenta à mon observation. Un homme, âgé de 40 ans, épuisé de travail pour subvenir aux besoins d'une famille nombreuse, fut soumis à un traitement semblable pour une tumeur dans la région splénique. La salivation s'ensuivit, et l'homme mourut rapidement d'épuisement. La croyance que l'on peut employer le mercure avec une impunité parfaite est cependant devenue si enracinée que le Dr de Meric dit, dans son ouvrage sur la syphilis : « J'ai donné de l'iodure de mercure dans une centaine de cas, dans *l'hôpital royal libre d'Allemagne*, aux malades externes, qui ne prenaient pas grand soin d'eux-mêmes, et je ne me rappelle pas un seul cas où le métal ait produit des symptômes désagréables;» et, de plus, dans l'exemple 163 : « J'ai donné l'iodure de mercure pendant les quatre dernières années, à différents moments, sans occasionner d'accident au malade. » Il faut se souvenir que l'action du mercure ne s'aperçoit pas toujours immédiatement. Il continue de s'accumuler dans le système, et on sait qu'il a produit la salivation longtemps après qu'on a cessé d'en faire usage. Plusieurs cas de gangrène à la bouche d'enfants, que j'ai vus, je les attribue à la pratique routinière, à laquelle adhèrent bien des praticiens, de traiter presque toutes les maladies de l'enfance par des doses plus ou moins grandes de mercure et de chaux. Mais peut-être la suite la plus ordinaire d'une médication par le mercure, telle qu'elle est recommandée par M. Ricord et son école, est la phthisie. A la fin de cet ouvrage, l'on verra les preuves de M. Diday, de Lyon, sur ce point. J'ai vu moi-même fréquemment des malades qui n'avaient pas recueilli d'héritage vénérien, et qui n'avaient point mené une vie déréglée, se traiter pour la syphilis et devenir tuberculeux, par suite de la grande quantité de mercure qu'ils avaient absorbée.

Quelques exemples sur les changements extrêmes d'opinion qui ont eu lieu relativement à la nécessité d'administrer le mercure peuvent fournir matière à réflexion. Nul de nous n'ignore le traitement de la gonorrhée que John Hunter recommandait, notamment d'affecter la constitution pour prévenir l'infection. Mais tous ceux qui ont essayé ou vu essayer le simple traitement de faibles injections de sulfate de zinc, recommandé par le Dr Graves, de Dublin, qui déclare, dans son ouvrage, qu'il n'a pas depuis nombre d'années, dans des cas peu compliqués, employé aucun remède interne pour cette affection, doivent reconnaître combien

cette 'pratique est satisfaisante. Récemment M. Weeden-Cooke,
dans son ouvrage sur le même sujet, recommande la solution de
chlorure de zinc, et montre que l'unique danger des injections
réside dans leur emploi durant la période d'une inflammation
aiguë, alors que des boissons alcalines devraient seules être mises
en usage. S'il survient l'orchite, à la place du calomel, de l'opium,
de l'antimoine, etc., ce savant chirurgien ordonne le repos physiologique des parties affectées, avec des calmants la nuit et des
fomentations chaudes. J'ai fréquemment vu l'opération dangereuse
de l'étranglement herniaire, compliquée par l'ingestion ultérieure
de calomel et d'opium pour les plus légers symptômes de péri-
tonitis. Dernièrement j'ai observé ce triomphe magnifique de la
chirurgie moderne anglaise, l'ovariotomie, dans plusieurs cas, et
j'ai épié le traitement subséquent d'un de nos plus heureux opé-
rateurs, M. Spencer Wells. A ce que je pus apprendre de ce monsieur, le calomel n'est pas administré par lui après l'opération ;
et à cela, entre autres choses, je suis tenté d'attribuer, en quelque
mesure, ses succès extraordinaires. M. W. Allingham F. R. C. S.
m'a informé que l'administration du calomel et de l'opium est presque entièrement abandonnée dans les cas traumatiques par bon
nombre des premiers chirurgiens de Londres. Pour ne pas quitter
le domaine de la chirurgie, je parlerai brièvement du changement d'opinion qui a eu lieu récemment à l'égard du traitement
de l'iritis par le mercure, les saignées, etc... Il m'est fréquemment arrivé de voir l'iritis chez des malades qui avaient été en-
voyés au chirurgien oculiste par un praticien qui avait traité
la syphilis par le moyen du mercure. Dans de tels cas, au moins,
une dose de plus du minéral ne peut sûrement pas être prescrite.
Mais des preuves plus positives de la non-nécessité du traitement
mercuriel ont été fournies par M. Hugh Carmichael, le Dr H. Williams, de Boston, et très-récemment par M. Zacharie Laurence.
Les faits rapportés par M. Hugh Carmichael prouvent clairement
que plusieurs cas d'iritis syphilitique ont été vaincus très-
complétement par des doses de térébenthine. La formule dont
M. Hugh Carmichael se servait était un drachme d'huile de térébenthine en émulsion, trois ou quatre fois par jour. Il constate que
ce procédé a rarement failli d'effectuer la cure de l'iritis syphili-

tique : un amendement se fait immédiatement sentir, la cure a lieu au bout de onze jours.

Le professeur Hughes Bennett, dans sa *Médecine clinique*, p. 288, dit : « Quant aux préparations mercurielles, la croyance sincère à leur faculté de causer l'absorption de la lymphe en opérant sur le sang est non-seulement opposée à la saine théorie, comme on l'a démontré autrefois à l'égard des saignées, mais n'est pas justifiée par cette expérience à laquelle l'appel a été fait avec tant de confiance en leur faveur. Ces préparations ont été hautement louées dans le traitement des membranes séreuses et de l'iritis ; mais une observation plus attentive a démontré que, du moment où ces maladies sont traitées sans mercure, elles sont domptées sans le minéral, sauf les cas les plus désavantageux. Sur 64 cas d'iritis de tous les degrés d'intensité, traités sans mercure par le Dr H. Williams, de Boston, les résultats, excepté quatre cas qui avaient été négligés, furent bons. » M. Zacharie Laurence, dans un discours d'ouverture à la Société du Nord, de Londres, de 1863, p. 9, dit : « Le second groupe des ophthalmies embrasse les inflammations de l'œil dont le siége est plus profond. Elles sont ordinairement d'un caractère beaucoup plus grave et plus dangereux que celles du groupe précédent. Ces inflammations à siége profond sont communément traitées par déplétion, par contre-irritation et mercurialisation. Je les traite par l'administration interne de l'opium, en combinaison avec des applications sédatives locales. Cette méthode fut, autant que je sache, systématiquement étudiée et pratiquée par moi le premier en 1859. Depuis lors j'ai publié, dans le *Journal médical d'Édimbourg*, décembre 1862, un mémoire complet à ce sujet, donnant l'histoire de 29 cas ainsi traités, dont 23 furent guéris. Pour quelles maladies la salivation n'a-t-elle pas été recommandée ? Pour la phthisie en premier lieu, comme une contre-irritation, partant de ce principe que deux actions perturbatrices de la santé ne sauraient s'accorder ensemble.

Plusieurs praticiens ont encore l'habitude de se servir du mercure dans des cas de bronchite, de pneumonie, etc... Mais tous ceux qui ont pris connaissance des observations faites à cet égard par le Dr Hughes Bennett et les médecins de Vienne, doivent être convaincus que de telles maladies se subjuguent beaucoup mieux quand elles sont traitées rationnellement par les sels, etc. Dans sa *Médecine clinique*, le Dr Bennett fait cette remarque : « De la même manière, quelques pneumoniques peuvent échapper à toute influence nuisible de la salivation mercurielle ; mais que cela soit salutaire ou abrége la maladie, on ne l'a pas encore montré. » Tels paraissent avoir été aussi les sentiments de feu le Dr Todd, de Londres. Quant à moi, je n'ai pas du tout réussi à observer un succès obtenu par l'application de ce minéral dans la bronchite, la pneumonie, tandis que, dans des occasions nombreuses, j'ai vu employer la salivation, accompagnée toujours de nausées et de manque d'appétit, symptôme qu'en thèse générale n'ont pas envie de produire, on en conviendra, tous ceux qui sont accoutumés à traiter des maladies. Cependant le champ de bataille réel des partisans du mercure et de l'école physiologique me semble se trouver dans les maladies suivantes : rhumatisme, péricardite, péritonite, hydrocéphale aigu, pleurésie, croup, syphilis.

Je confesse que je suis, en dépit de la haute autorité du Dr Fuller et d'autres, convaincu avec le Dr Habershon, d'après les cas de péricardite que j'ai vu traiter par le calomel et l'opium, que les malades meurent très-fréquemment sous l'influence du minéral ; que, dans des exemples nombreux, et je crois dans tous, la maladie se développe sans être le moins du monde arrêtée par lui ; qu'il me semble résulter trop de dangers de la salivation, que ce métal éloigne, en bien des cas, la période de la guérison, et produit l'anémie.

Dans quelques *Notes cliniques et pathologiqnes* de W. T. Gairdner, M. D., médecin à l'infirmerie royale d'Édimbourg, 1859, on lit page 32 : « Depuis plusieurs années, je n'ai pas entendu dire qu'un médecin se soit servi de lancette pour la péricardite rhumatismale ; et, au bout du compte, je suis sûr que la lancette est employée fort rarement par les médecins en général, et qu'il en est ainsi depuis plusieurs années. Mais je n'ai pas la même certitude pour le mercure. Sans doute, l'usage de ce minéral perfide se fait remarquer maintenant par une juste réserve, et nous n'entendons plus presque jamais parler de ces fâcheuses conséquences qui étaient le fruit d'une action mercurielle excessive. Mais l'usage

qu'en font beaucoup de personnes de nos jours est-il avantageux ou nécessaire? Et dans la péricardite rhumatismale, en
particulier, les malades iraient-ils mieux ou pis si le mercure
n'entrait point en jeu ? L'usage que j'ai fait de ce remède tant vanté
et tant maudit a été plutôt expérimental que fondé sur une conviction. La réserve avec laquelle j'ai employé le remède qui a
le patronage général en sa faveur paraît mériter quelque explication. La vérité est que, comme étudiant, j'ai eu la bonne fortune
de servir à l'hôpital sous un très-hardi partisan du mercure, un
homme au caractère le plus humain et de la conviction la
plus entière, qui a prouvé sa sincérité à cet égard en subis-
sant lui-même trois salivations successives durant le cours
de sa maladie fatale. Sous la conduite de ce maître, j'ai appris
beaucoup de choses de haute valeur, et entre autres points,
quelques notions des mauvais effets du mercure dans la péricardite rhumatismale. Mais je n'ai jamais réussi à rien apprendre quant à ses bons effets, quoique dans bien des occasions, par la suite, je l'aie administré avec la précaution que
m'inspirait la connaissance de ses propriétés. Pour conclure, je
crois que les préceptes du traitement sûr de la péricardite doivent être les suivants : 1° faire peu de choses pour la classe
des cas insignifiants et se guérissant d'eux-mêmes, révélés
plus par des signes physiques que par des symptômes, et regarder ceux-ci comme demandant peu de traitement actif; 2° considérer la péricardite rhumatismale, en général, comme une maladie susceptible, dans une grande étendue, de cure sous des
remèdes doux, palliatifs, locaux, et convenant à un traitement
constitutionnel; 3° tenir le traitement constitutionnel comme sub-
ordonné à celui de la maladie avec laquelle la péricardite est
associée. »

Le Dr Hughes Bennett, à propos de la péricardite, dit : « On a
supposé que l'action du mercure a une tendance spéciale à favoriser l'absorption, dans les cas de péricardite, non-seulement du
sérum, mais de la lymphe organique elle-même. Je l'ai appliqué
dans plusieurs cas, mais je n'ai jamais pu me convaincre qu'il
eût la plus légère influence pour avancer ou modifier les changements naturels qui se présentent. » A l'égard de la pleurésie, je

ne puis que dire que j'éprouve la répugnance la plus forte au traitement de cette maladie par les préparations mercurielles, que j'ai vu si souvent mettre en usage. Des médecins n'hésitent pas à donner un grain de calomel trois fois par jour, dans le vain espoir de couper l'inflammation ou de favoriser l'absorption du liquide surabondant dans le cas où tout un côté de la poitrine est rempli, et où l'unique espérance de sauver le malade me paraît consister dans le maintien des forces par la nourriture et les stimulants. Voici les observations du Dr Bennett, dans la *Médecine clinique*, p. 617 : Par quelques-uns, le calomel est considéré comme un moyen de favoriser l'absorption dans la cavité séreuse ; et, bien que j'aie étudié fréquemment ce médicament à ce sujet, je n'ai pas rencontré un seul exemple où ces bons effets aient été avérés. Pour ce qui concerne le traitement de l'hydrocéphale aigu par le calomel, beaucoup d'éloges ont été donnés à ce remède. Quant à moi, je ne balance pas à admettre que j'ai été très-malheureux dans le traitement de cette affection fatale, et que quand j'ai trouvé un enfant qui, après des vomissements et des convulsions, tombait dans un état léthargique, avec ralentissement du pouls, respiration irrégulière et constipation obstinée, j'ai commencé à regarder un tel cas comme au delà des ressources de l'art, et comme devant sûrement arriver à un dénoûment fatal dans un court espace de temps. Ceux qui décrivent cette forme de l'encéphalo-meningitis dans les enfants comme curable, me paraissent, dans les cas qu'ils ont cités, avoir guéri simplement par le calomel un mal beaucoup moins fatal, les convulsions, ou bien des cas de fièvre typhoïde mal connue des enfants, si bien décrite par le Dr Jenner et fréquemment dénommée fièvre rémittente enfantine.

J'agrée pleinement l'extrait suivant de l'ouvrage du Dr Habershon sur les *Effets désastreux du mercure dans le traitement de la maladie* : « L'usage impitoyable d'un moyen si puissant est, je crois, une des raisons de la légèreté, pour ne pas dire du mépris, avec laquelle on regarde la pratique de la médecine ; et à l'heure présente, cette cause, autant que toute autre, a fomenté ces fausses notions et modes de pratique qui ont si heureusement tenu tête à l'exercice scientifique de l'habileté médicale. L'usage interne du mercure est regardé par beaucoup de personnes comme un élément essentiel dans la prescription d'un médecin ; et, comme faux-fuyant, elles recherchent celles dont l'intérêt est d'encourager ces idées ; et, à coup sûr, la souvenance des misères de la mercurialisation et des mois prolongés de salivation qui l'accompagnent, est une recommandation effective du traitement qui permet généralement à la maladie de suivre son cours à la dérive. » Je puis ajouter à cette observation du Dr Habershon ma propre conviction, que, si nous espérons voir bientôt la science médicale moins affligée des maux de l'hérésie, notre unique ressource à l'avenir doit consister dans un traitement moins héroïque, un diagnostic plus soigneux, et les thérapeutiques diététiques. Je suis persuadé que, si le mercure était rejeté de la future pharmacopée, il occasionnerait la rentrée de tous les schismatiques dans le giron de l'orthodoxie.

CHAPITRE III

Histoire du traitement de la syphilis avant la guerre de la Péninsule.

On doit observer que jusqu'à ces dernières années il s'en fallait que la pathologie de la syphilis fût aussi bien connue que celle de maladies analogues plus fatales. Ainsi, aucun des anciens écrivains sur la médecine ne paraît nettement avoir découvert qu'il n'y a aucune relation entre les ulcères primaires et la maladie cutanée secondaire, les maux de la gorge, etc. Pourtant, les accidents primaires leur étaient bien connus. La preuve que Celse en avait connaissance, c'est qu'il les décrit au livre VI, chapitre 18 : « Les maladies suivantes sont celles qui affectent les parties privées ; la citation de leurs noms chez les Grecs est non-seulement tolérée, mais maintenant complétement sanctionnée par la pratique, car ils sont inscrits en toutes lettres dans presque tous les volumes, ouvrages et traités de leurs médecins.

Mais avec nous, Romains, ces termes sont certainement tenus pour orduriers, et ne sont jamais employés par quiconque observe les bienséances du langage ; par conséquent il est évident, d'après cette explication, que ce n'est pas une petite difficulté que de respecter la délicatesse de la langue, en même temps qu'on expose les préceptes de l'art. Non pas que cette circonstance doive me détourner de les interpréter ; d'abord, parce qu'il est de mon intention de comprendre dans cet ouvrage tout ce que j'ai trouvé de propice à la santé ; de plus, parce que toute personne doit connaître le traitement de ces maladies que l'on expose avec tant de regret à la vue d'autrui. Ainsi, si le pénis est enflé par l'inflammation, le prépuce ne peut se replier, il y a phymosis ou paraphymosis. La partie doit être fomentée largement. Si le prépuce ne peut pas se réduire ainsi, la surface supérieure doit être divisée avec le scalpel. Une fois que le gonflement sera dompté par la première ou la seconde méthode, des ulcères se trouveront derrière les parties postérieures du prépuce, ou sur le gland ; ces ulcères seront ou propres et secs, ou humides et purulents........ et la même composition (vin, térébenthine, etc.) est adaptée aux ulcères sur les amygdales, la bouche et les narines. Assez fréquemment le pénis a été détruit à un tel degré au-dessous du prépuce par ces ulcères, que le gland s'en détache. Dans des cas semblables, le prépuce doit être enlevé par circoncision. Des verrues tuberculeuses surgissent aussi autour du gland. Celles-ci doivent être brûlées soit par des caustiques soit par le fer chaud. Ce n'est pas là la description des chancres auxquels toutes les parties du corps sont sujettes, mais plus particulièrement des ulcères des génitoires. La maladie commence par donner des teintes noires ; et si elle ulcère le prépuce, la sonde doit être passée sous lui ; ensuite les bords doivent être saisis par la pince, et alors il faut couper la partie malade, etc. Il y a encore une espèce d'ulcère qui se rencontre quelquefois et que les Grecs appellent phagedœna. Ici il n'y a pas de temps à perdre ; il faut appliquer immédiatement les mêmes remèdes caustiques ; et s'ils ne réussissent pas, la partie doit être brûlée par le cautère instantané. »

En lisant l'extrait ci-dessus de Celse, on est tenté de remarquer qu'il n'y a pas la moindre différence entre les ulcères sur le pénis qui y sont décrits et ceux que nous connaissons de nos jours. Nous y trouvons le phymosis, et en ouvrant le prépuce on nous dit qu'il se trouve au-dessous des ulcères, tantôt avec le caractère phagédénique, tantôt autrement. De plus Celse parle, dans le même passage, d'ulcères aux amygdales et à la luette. Veut-il dire par là qu'il a observé la relation fréquente de la co-existence des ulcères du pénis et de ce dernier siège? Je suis disposé à le croire, puisque le mal phagédénique est fréquemment accompagné d'ulcères au gosier. Il me semble qu'il y a une raison pour ne pas croire que Celse reconnût la connexion des accidents primaires et des éruptions secondaires ; c'est qu'il faisait usage de la pratique rationnelle, des bains, etc. ; et, d'un autre côté, cette drogue dangereuse, le mercure, n'avait pas encore été introduite comme un soi-disant spécifique contre la maladie. De là on peut inférer que les symptômes secondaires, que plusieurs auteurs, entre autres M. Ricord, croient avoir alors existé sous le nom de lèpre, étaient probablement, dans ce pays chaud, guéris aussi promptement, comme nous allons le voir tout à l'heure, qu'ils le sont à présent chez les galériens à Gibraltar, où l'hygiène et une diète soigneuse sont simplement employées avec des applications topiques.

Le commencement de l'extrait de Celse indique aussi une grande cause de l'obscurité qui enveloppe l'histoire naturelle de la syphilis. Depuis que la matière est venue à être discutée, il a régné une idée puérile, c'est que quelques maladies sont plus impures que d'autres, comme remarque Celse; et ainsi, dans un sujet déjà assez difficile par lui-même, comme l'est en effet toute branche de l'art de guérir, nous avons surajouté un préjugé qui, comme un voile épais, ensevelit le sujet, et fait qu'il est impossible d'en obtenir une vue claire. M. Ricord, dans ses *Lettres sur la syphilis*, dit : « Ce qui frappe tout homme qui étudie l'histoire sans idée préconçue, c'est de rencontrer dans les auteurs de l'antiquité, et dans ceux qui sont antérieurs à l'épidémie du xve siècle, des descriptions parfaites de tout ce que nous connaissons aujourd'hui, et que nous rangeons parmi les accidents primitifs. Pourrions-nous tracer aujourd'hui un tableau plus exact et plus vrai que celui de Celse ? Ce qui a manqué aux observateurs et aux historiens de la vérole des premiers temps, c'est la connaissance plus exacte de la filiation des symptômes, des rapports et de la genèse des accidents primitifs et des actions constitutionnels. » Il ajoute : « Adoptant la conclusion de Voltaire, je dis que la syphilis est comme les beaux-arts, dont on ignore l'origine et l'inventeur. »

Le Dr Meryon, dans son *Histoire de la médecine*, et d'autres auteurs prennent un point de vue différent de l'origine de la maladie, et la rapportent à la découverte de l'Amérique par Colomb. Sydenham et Coplaud attribuent son origine à l'Afrique du Nord, où il existe une affection nommée *yaws*, quelque peu analogue à la maladie mercurio-syphilitique. Voici comment le Dr Meryon raconte l'introduction du mercure dans le traitement de la maladie : « Dans quelques parties de l'Espagne, où se pratique la fonte des métaux, on observa que les ouvriers employés à cette opération qui étaient atteints de la maladie, recouvraient la santé sans prendre aucun remède ; et c'est ainsi que, par chance, le mercure arriva à être découvert pour un spécifique ; sans cette aventure la maladie serait peut-être encore intraitable. Le mercure fut employé extérieurement à une date aussi reculée que 1497 ; mais Paracelse le donna le premier intérieurement, et reprocha aux médecins leur entêtement pour le gaïac, etc. On peut en parler, toutefois, comme d'un exemple notable des bienfaits que l'étude de la médecine a conférés au genre humain ; car, au fur et à mesure que la connaissance de ses effets sur les tissus organiques, et de l'action thérapeutique des remèdes employés contre elle se sont accrus, l'affection elle-même a diminué et en intensité et en complexité. »

Les remarques du Dr Meryon peuvent remettre dans l'esprit de ses lecteurs la dernière dispute concernant la nécessité de fortes saignées dans la pneumonie. Après que le traitement de cette affection par le Dr H. Bennett, et quelques médecins viennois, eut rendu manifeste à tous ceux capables de lire un témoignage qui contredisait leur pratique, que les fortes saignées n'étaient pas du tout nécessaires dans la maladie, d'un seul coup il se fit une remarque, c'est que les maladies ont perdu maintenant leur type sthénique, et que la génération présente n'a plus besoin du traitement héroïque qui avait été si salutaire pour ses aïeux. La proposition, il est vrai, n'est rien moins que prouvée. Néanmoins, la preuve n'est pas nécessaire pour la croyance, et, conséquemment, beaucoup ont cru que les maladies avaient changé de type. Peut-être oui ; quoi qu'il en soit, nous nous sommes débarrassés des fortes saignées dans la pneumonie ; et, par quelque théorie que nous soyons arrivés à cet heureux résultat, peu importe. C'est un fait remarquable que, même la nation espagnole, chez qui, selon le Dr Meryon, les vertus du mercure furent découvertes en premier lieu pour la syphilis, ait tellement délaissé cette drogue ; car, comme nous allons le lire dans la suite, dans les mots du Dr Fergusson, les médecins portugais regardaient avec horreur les disciples de John Hunter, d'Astruc et autres, quand ils voyaient les mutilations affreuses causées par l'onction mercurielle, tandis que leurs propres malades, qui n'étaient pas traités si héroïquement, ne présentaient aucun phénomène grave.

Pour ma part, je voudrais suggérer à tous ceux qui peuvent changer d'opinion relativement à la valeur du mercure, de considérer si la théorie suivante ne pourrait les aider à le faire. Le Dr Meryon, on peut s'en apercevoir, pense que la bénignité comparative de la maladie à présent émane de l'usage antérieur du spécifique, et peut-être quelques autres pourront aller jusqu'à dire que le mercure a tellement modifié la maladie qu'elle n'exige plus un traitement héroïque pareil. Si ceci conduisait au rejet du spécifique, comme la théorie du Dr Watson a conduit à l'abandon des fortes saignées dans la pneumonie ; pour ma part, je serais complétement satisfait de la théorie, quand même elle ne reposerait pas entièrement sur les faits. M. Syme, il est vrai, expose le cas tout autrement que le Dr Meryon. Dans sa *Chirurgie*, 1842, il dit : « Il est maintenant complétement connu que ce poison de nos jours, quoique produisant des effets sous tous les rapports semblables à ceux décrits comme provenant de la syphilis, n'engendre pas ces terribles conséquences que nous venons de mentionner, quand le traitement a lieu sans mercure. Le cas peut être rebelle, et la peau, la gorge, le périoste, peuvent être

légèrement affectés ; mais aucun des effets sérieux que l'on craignait tant de voir apparaître, et même les effets comparativement
insignifiants dont nous venons de parler se présentent rarement.
Il nous faut donc conclure que, ou la violence du poison est usée,
ou les effets qui lui étaient autrefois attribués dépendent du traitement. La seconde de ces opinions est appuyée par ce fait que
les symptômes secondaires de la dernière gravité, qui tourmentent
amèrement l'existence du patient, et finalement la détruisent, se
rencontrent encore dans la pratique de ceux qui emploient le mercure à profusion et à tout bout de champ ; et il est une circonstance curieuse, qui ne saurait être ni niée ni expliquée, c'est que
cette médication produit ces effets, et plus spécialement les accidents osseux, uniquement sur les personnes qui souffrent de
l'ulcération vénérienne des organes génitaux. » A présent,
cet effet étant la bénignité reconnue de la syphilis de nos
jours, en comparaison des jours héroïques d'Astruc et de
Hunter, nous pouvons reconnaître la difficulté extrême qui,
comme M. Mill le remarque, obstrue la voie de la méthode
expérimentale dans le traitement des questions physiologiques.
L'histoire de la thérapeutique du remède héroïque n'est
qu'un tissu d'assertions faites par des hommes d'une hardiesse
considérable, et aussi d'une grande énergie, tels que Hunter,
Abernethy, Ricord, etc. Le plus grand nombre des hommes sont
trop paresseux pour examiner les fondements de leur croyance
aux assertions d'esprits si éminents, et préfèrent *jurare in verba
magistri*, au lieu d'examiner laborieusement et patiemment chaque
dictum qu'ils émettent.

Theophraste Paracelse, vers l'an 1570, introduisit, dit-on,
par son enseignement, l'usage du mercure et de l'antimoine dans
la profession. L'astronomie et l'astrologie, la chimie, la thérapeutique et la métaphysique se succèdent l'une à l'autre dans ses
ouvrages diffus, et je ne puis que dire, s'il nous faut attribuer
notre première découverte des vertus internes du mercure à Paracelse, que le présent me paraît digne du donateur. L'ouvrage
le plus volumineux sur la maladie vénérienne, au XVIIIe siècle,
est d'Astruc : c'est un traité en neuf livres, par Jean Astruc, médecin du roi de France, vers 1754, qui donne une description très-

élogieuse des vertus du mercure pour expulser du corps le poison vénérien. A la page 159 de ce livre, il cite néanmoins l'exemple d'Ulrich de Hutten, qui lui-même, à sept ou huit reprises, avait souffert de la salivation, et qui décrit ainsi le procédé : « On frictionne les bras et les jambes avec un liniment préparé d'ingrédients divers. Il y en a qui frictionnent le cou et le dos, d'autres les tempes et aussi le nombril, tandis que d'autres frottent partout le corps, ceux-ci une fois par jour, ceux-là trois ou quatre fois. Les malades sont enfermés dans une chambre qui est tenue constamment très-chaude, les uns vingt jours, d'autres trente, et d'autres encore plus longtemps. A peine est-on frictionné qu'on tombe dans un état de langueur surprenant, et la force de l'onguent est si grande qu'elle contraint d'arriver dans l'estomac chaque portion de la maladie qui se trouve dans la partie supérieure du corps et du cerveau ; le transport de ces portions par la bouche et la gorge se fait d'une manière si violente qu'il provoque la chute des dents. La mâchoire, la langue et le palais sont toujours ulcérés ; les gencives se gonflent, les dents s'ébranlent, la salive dégoutte incessamment de la bouche, et devient bientôt intolérablement fétide et si infectée qu'elle teint et pollue tout ce qu'elle touche. L'appartement entier exhale une horrible odeur, et le traitement est si dur à souffrir qu'un grand nombre aiment mieux mourir de la maladie que de s'y soumettre. Après tout cela, c'est à peine si sur cent il y en a un de guéri. Les malades, pour la plupart, ont une rechute au bout de quelques jours de répit. J'en ai vu bon nombre mourir au milieu de ce traitement. D'autres, que j'ai vus avec la gorge enflée jusqu'à la mandibule, étaient suffoqués par la matière qu'ils auraient dû expectorer par le crachement. »

Vers le milieu du xviiie siècle, le baron Van Swieten donna, dans ses *Aphorismes*, une relation des dangers qui accompagnent la salivation causée par la méthode des onctions, tant préconisée par Astruc, et recommanda le bichlorure de mercure, traitement qui est encore adopté par un certain nombre de praticiens de Londres et d'autres lieux, et qui paraît, selon eux, posséder des qualités cachées que l'on peut seulement affirmer et non pas démontrer.

J'arrive maintenant aux écrits du célèbre John Hunter, un

de ces hommes éminents qui, à l'instar d'Aristote, a, par son énergie et par la puissance prodigieuse de son esprit, asservi apparemment tout à fait l'entendement de ses successeurs, et les a empêchés, même jusqu'à ce jour, de voir ce qui est journellement devant leurs yeux : à savoir les dangers du traitement mercuriel de la maladie. M. Ricord est un disciple avéré de John Hunter, et toute notre école moderne des partisans du mercure reconnaît ou le *dictum* de Hunter, ou le traitement modifié, ou soi-disant éclectique du brillant M. Ricord. Un petit extrait du *Traité de la maladie vénérienne*, par John Hunter (Londres, 1786), expliquera ses doctrines. A la page 34 il dit : « La surface de l'urèthre est sujette à l'inflammation et à la suppuration pour des causes variées autres que le poison vénérien ; voilà ce qu'on peut appeler *gonorrhées simples.* » Et cependant, avec des notions si exactes quant à la nature de la simple *uréthrite*, Hunter est tellement égaré par le besoin d'arrêter le poison vénérien, qu'il ajoute page 94 : « Quelles que soient les méthodes que l'on emploie pour la cure, soit localement ou constitutionnellement, il est toujours nécessaire de songer à la possibilité de voir de la matière absorbée, et de la voir paraître ensuite sous une forme vénérienne ; pour prévenir cela je me sentirais disposé à donner de petites doses de mercure à l'intérieur. A quel moment cette médication mercurielle devrait-elle commencer ? L'incertitude ici m'environne ; mais si l'observation est juste, qu'une disposition une fois formée n'est plus guérissable par le mercure, mais que le mercure a le pouvoir d'empêcher une disposition de se former, comme nous l'avons jadis expliqué, nous devrions commencer la médication de bonne heure, et la continuer jusqu'à ce que cesse la génération de la matière vénérienne, et même quelque temps après cette cessation. Il suffira d'un seul grain d'*hydrargyrum cum creta* deux fois par jour. »

Pauvre témoignage médical ! Lisez ce qui suit, et croyez alors, si vous pouvez, le *dictum* des grands médecins et des grands chirurgiens concernant la valeur de tout remède interne dangereux : « Le succès de chaque cas particulier ne peut jamais se déterminer, parce qu'il est impossible de dire quand la matière a été absorbée, excepté dans le cas de bubons. Et quand l'absorption n'est pas connue, il est impossible de dire qu'il y ait eu *lues venerea*, si le mercure n'a pas été donné, comme il y en a très-peu dans la gonorrhée, bien que l'on n'use point du mercure. Toutefois, c'est suivre la voie de sûreté que de donner le mercure, car on peut raisonnablement supposer qu'il préviendra souvent la *lues*, ce qu'il fait quand on le donne pour la cure des chancres et des bubons, alors que nous savons par expérience que sans lui la *lues* se produirait. » Quel léger compte les partisans du mercure semblent tenir de l'introduction de deux ou plusieurs grains du remède minéral dans notre système durant une médication prolongée? Dans un siècle, on lira avec étonnement l'idée de Hunter « pour suivre la voie de sûreté. »

A la page 229, à propos de la cure du chancre, Hunter dit : « Le premier objet, ou la cure du chancre, doit s'effectuer soit par des applications externes ou internes, par le moyen de la circulation, ou par les deux réunis. Le second objet préservera la constitution de la contamination. Ceci doit s'obtenir par l'abréviation de l'existence du chancre, ce qui abrége le temps de l'absorption, et aussi par des médecines internes. Car, par exemple, si le pouvoir du chancre de contaminer le système en quatre semaines est égal à quatre, et que la quantité de mercure nécessaire à une application interne pour la cure du chancre et pour la préservation de la constitution, soit aussi égale à quatre, alors tout ce qui abrége la durée du chancre doit diminuer dans la même proportion la quantité de mercure. Par exemple, si quatre onces d'onguent mercuriel guérissent un chancre et préservent la constitution en quatre semaines, trois onces suffiront à préserver la constitution en trois semaines. Ce n'est pas là de la spéculation, c'est le fruit de l'expérience. » A la page 357, il dit : « Le mercure dans la *lues* comme dans le chancre, est le véritable spécifique, et il y a à peine autre chose sur quoi l'on puisse compter. S'il existe ce qui s'appelle un spécifique, le mercure en est un pour la maladie vénérienne, dans ses deux applications interne et externe. Cependant le genre humain va à l'affût d'autres spécifiques pour ces maladies, comme si les spécifiques étaient plus communs que les maladies, tandis qu'en même temps il se contente trop souvent du mode commun de traiter plusieurs autres maladies pour lesquelles il n'y a point de spécifiques ; et le vulgaire entretient ces préjugés, il a peur de cette médecine, à cause du peu de connaissances déployé par nos prédécesseurs en l'administrant. »

J'avoue que je partage les craintes du vulgaire quant à l'usage du mercure, — peut-être à un trop grand degré. — Mais je base mes craintes sur une expérience étendue des mauvais effets que j'observe si fréquemment à la suite d'un traitement beaucoup plus doux que celui que recommandait Hunter. Et je crois que la description suivante rangera un grand nombre de personnes à mon avis ; à la page 376, le même auteur dit : « Aux périodes les plus avancées de la maladie, la médication mercurielle doit se pousser plus avant. La quantité de ce médicament, la plus grande que le malade puisse supporter d'un coup doit être ingurgitée, et il faut continuer ainsi jusqu'à ce qu'il y ait lieu de croire que la maladie a été détruite. Il n'est pas possible, dans des cas pareils, d'empêcher la bouche d'être considérablement affectée. La quantité de mercure à appliquer de cette manière devrait être, dans certaines circonstances, en proportion avec la surface sur laquelle il doit être appliqué, et la surface devrait être complétement recouverte de l'onguent ; or, une demi-once d'onguent mercuriel, frotté sur une surface donnée, produira à peu près le même effet qu'une once frottée sur la même surface. Par conséquent, une once, pour produire un effet double, devrait avoir double surface. » Voyons maintenant un peu plus loin ce que l'infortuné malade doit subir : « Le genre de vie, dans un traitement si sévère, qui est sous tous les rapports exténuant, exige un soin particulier. Il faut soutenir le malade, et les effets locaux de la médecine à la bouche l'empêchent de prendre plusieurs aliments, surtout ceux d'une nature solide ; les liquides formeront seulement sa nourriture, et celle-ci doit être telle qu'elle puisse se convertir en solide aussitôt avalée ; le lait est de cette qualité, ainsi que les œufs. » Si le célèbre Hunter a fait saliver ses malheureux malades d'une façon si horrible, n'avons-nous pas là le fait le plus palpable que je sache, pour démontrer que les lois des témoignages ont été autant ignorées dans la médecine qu'elles l'ont été dans la théologie des nations les moins civilisées ?

Dans un traité sur le même sujet, par Benjamin Bell, chirurgied à l'infirmerie royale d'Edimbourg, Londres, 1793, on découvre quelques traces de la théorie du mercure comme antidote contre la syphilis, doctrine qui est soutenue jusqu'à ce jour par plusieurs de nos auteurs de Londres les plus distingués. A la page 197, vol. II, il dit : « L'opinion la plus générale sur cette question est, que le mercure guérit la maladie par les évacuations qu'il excite. Mais, si le mercure agissait dans la cure de la syphilis en accroissant les sécrétions, d'autres évacuants devraient sûrement la guérir. Or aucun exemple ne s'en est encore présenté.» A propos de la fumigation, il remarque, page 228 : «Quand il est besoin d'amener soudainement la salivation ou d'injecter promptement du mercure dans l'économie , c'est peut-être la méthode la plus sûre de le faire ; car, par la vaporisation du mercure, la salivation est quelquefois excitée dans la constitution dans l'espace de quelques heures. » Ce témoignage peut donner une idée du danger du mode de traitement exhumé de nouveau de nos jours par quelques chirurgiens de Londres, et dont j'ai vu plusieurs exemples graves. A la page 238, vol. II, il dit : « Le mercure doux ou le calomel est donné par quelques-uns en fortes doses pour la cure de la syphilis, jusqu'à même dix grains par jour. »

Comme ses prédécesseurs, Astruc, Hunter, etc., Bell porte témoignagne contre ses propres vues, ainsi qu'il suit, page 253 : « Mais la manière précipitée avec laquelle cette grande quantité de mercure était introduite, et les évacuations violentes qu'elle excitait, en même temps que le retranchement d'alimentation qui en était l'accompagnement ordinaire, réduisaient les constitutions même les plus fortes à un degré de débilité d'où elles revenaient rarement à une santé parfaite ; de sorte qu'un bon nombre de personnes délicates y succombaient. »

A la page 433, Bell observe : « L'opinion générale est que le mercure est apte à occasionner l'avortement ; il est rarement donné pendant la grossesse. » Cette observation de Bell fortifie mon opinion que, parmi tant de maux, corollaire du traitement mercuriel, il faut compter l'avortement. J'avoue pourtant que j'éprouve une grande difficulté à résoudre cette question, et avec les données de ma propre expérience, et avec celles que

m'a fournies l'étude des expériences et des opinions d'autrui,
à savoir : si les avortements que nous observons si fréquemment
chez les personnes traitées pour la syphilis sont dus à la destruction de l'œuf par le mercure ou à d'autres causes. Je soupçonne
pour beaucoup le mercure d'en être la cause la plus commune ;
j'ai donné dans l'introduction l'exemple d'une femme qui avait
été beaucoup salivé, et qui avait eu jusqu'à 13 fausses couches.
· J'entame le récit du traitement de la syphilis au XIXe siècle,
si fertile en progrès dans les sciences positives, par des extraits
d'un ouvrage intitulé *Observations sur les effets des divers ingrédients de la Matière médicale pour la cure de la lues venerea*, par
John Pearson, chirurgien en chef à *Lock Hospital*, Londres, 1800.
M. Pearson, à la page 39, montre (ce qui est bien connu de tous
ceux qui ont lu les témoignages donnés en détail dans le chapitre suivant), qu'il y a quelques-uns des meilleurs auteurs du
XVIe ou XVIIe siècle environ, qui savaient que les ulcères aux
organes génitaux et leur cortége n'exigent pas de drogues
pour leur guérison, « et peuvent être complétement domptés,
comme d'autres affections, par une diète soigneuse, le régime, etc. « Que le virus vénérien puisse être vaincu, et ses
effets pernicieux extirpés par une diète simple, unie à un exercice laborieux et une exposition constante à toutes les vicis-
situdes de l'air, sans le secours d'aucune médecine, cela était
enseigné par l'autorité médicale la plus élevée du XVIe siècle. —
Fracastor : « Vidi ego sæpe malum qui jam sudoribus omne
« finisset, sylvisque luem liquisset in altis. Sed nec turpe puta dex-
« tram submittere aratro et longam trahere incurvo sub vomere
« sulcum. Tu lecto ne crede gravi ne crede sopori. » Après
avoir cité d'autres auteurs semblables, Pearson montre combien
la longue continuation du système mercuriel a fait dévier les praticiens, avant la guerre de la Péninsule, du traitement indiqué
par le sens commun pour l'état vicié de l'organisme. A la
page 47, il dit : « Mais à part la créance qu'il faut accorder aux
célébrités de la profession, ce cours rigoureux de discipline n'est
pas nécessaire ; car, selon Thierry de Héry, de Blégny, etc.,
la maladie peut se terminer par une crise naturelle, et est susceptible d'une cure naturelle. Une solution si extraordinaire que

celle-ci ne restreint pas l'efficacité de la nature à guérir une gonorrhée ou à écarter les symptômes primaires, mais étend sa puissance curative jusqu'à l'extirpation de toute forme de symptômes secondaires. Il n'est pas nécessaire que j'entreprenne en ce moment de prouver que l'ensemble de cette assertion sur l'efficacité du régime et la doctrine d'une crise naturelle n'a aucun fondement réel. Le paysan allemand, le serf russe, le sobre Indou, les habitants des îles de la mer du Sud, les misérables Africains, enchaînés dans nos Indes occidentales, nous fournissent sans doute des exemples abondants, où les conditions nécessaires d'une exposition du corps à un froid et à une chaleur extrêmes, d'une maigre pitance, et de fatigue excessive, se rencontrent dans leur plénitude; pourtant il n'y a nulle preuve que la vigueur de la constitution, aidée par cette sorte d'hygiène, ait jamais effectué la cure de la maladie sans l'intervention de l'assistance médicale. Je présume que nul lecteur, bien informé, n'ajoute foi à une seule assertion des auteurs précités. » Comme d'autres partisans du mercure, Pearson admet la nature perfide du remède dans des mains moins habiles que celles de John Pearson. « Lorsque le mercure, dit-il, est sous la direction d'un homme maladroit, il manquera d'effectuer une cure plus souvent qu'il ne réussira... Il ne fera qu'aigrir la maladie et la rendre plus intraitable que si l'on n'avait point fait usage du mercure. » A la page 130, il en donne un exemple : « Dans l'espace de deux ou trois années après ma nomination à *Lock Hospital*, j'observais que presque tous les ans, il y avait un et quelquefois deux décès parmi les malades. Je m'assurai que ces événements étaient dus au mercure qui agissait comme un poison sur l'économie. »

CHAPITRE IV

Témoignages contre l'emploi du mercure dans la syphilis (1812-40).

Après toutes ces contradictions et dépositions exagérées de l'école mercurielle, c'est se délasser que d'entamer le récit de la période qu'ouvre en 1812 le Dr William Fergusson. L'un des résultats les plus heureux de l'expédition anglaise dans la Péninsule a été la découverte faite par la partie scientifique de l'armée, d'où résulta que la syphilis fut traitée avec succès en Portugal par la simple hygiène et une faible diète. Il me semble, en effet, que ce soit là la découverte la plus importante dans la pratique de la médecine après celle de la vaccine. Car, avant cette époque, des milliers d'hommes mouraient après des souffrances longues et cuisantes, causées par le mercure même qui leur avait été donné pour remède. Le Dr Fergusson, qui résidait en Portugal, écrivit une lettre en Angleterre, datée d'Evora, 30 avril 1812, laquelle fut lue dans une réunion de la Société médico-chirurgicale de Londres, 9 juin 1812.

Elle commence ainsi : « La syphilis a excité beaucoup d'intérêt et d'altercation dans ce pays-ci chez tous les observateurs médicaux anglais, tant pour ses ravages terribles parmi leurs compatriotes que pour ses phénomènes comparativement doux parmi les habitants de ce pays. Il est probable que dans l'armée anglaise il y a plus d'hommes qui ont subi la plus triste de toutes les mutilations durant les quatre années de son séjour en Portugal que n'en pourraient fournir les registres de tous les hôpitaux de l'Angleterre pendant ce siècle dernier ; car l'ulcération vénérienne est non-seulement devenue plus rebelle à l'opération du mercure, qu'elle ne l'est dans la mère patrie sous des circonstances analogues ; mais de plus la constitution, tout en étant fortement sous l'influence du remède, a été affligée de symptômes secondaires dans une proportion qu'il n'était pas possible de prévoir. Pour les gens du pays, au contraire, la maladie est très-légère ; curable, pour la plupart, par des traitements topiques seuls ; ou bien elle s'éteint d'elle-même, après avoir suivi un certain cours (qui n'est pas toujours destructif), sans l'emploi d'aucun traitement mercuriel. Voilà plus de dix ans que je suis à la tête de la Clinique militaire, et je puis déclarer qu'il ne m'est jamais arrivé de rencontrer, parmi tous les vénériens qui ont passé sous mes yeux, un seul d'entre eux sous l'influence du mercure, excepté ceux dont j'avais surveillé et dirigé personnellement le traitement. Ils sortent guéris par les remèdes topiques seuls, et j'ai assez vécu parmi eux pour certifier que leur retour à l'hôpital, dans de telles circonstances, est loin d'être une occurrence habituelle ou même fréquente. »

A la page 6, il dit : « Que la maladie soit maintenant curable ici dans ses premiers développements, sans mercure ni salsepareille, cela est hors de doute ; cela est prouvé par des milliers de cas, et nous tenons pour certain que l'usage du mercure, poussé au point et à la quantité qui puisse le rendre remède d'un état maladif, est actuellement inconnu aux praticiens du pays, qui s'abstiennent religieusement de l'employer, le regardant avec horreur comme un poison que les étrangers distribuent follement. »

Quoique dans un ordre peu chronologique, il est instructif de citer les opinions du Dr Fergusson après un laps de trente-quatre années. Dans l'intervalle, de 1812 à 1846, les expérimentations de Rose, Guthrie, Hennen, Fricke, Desruelles, etc., avaient été publiées et avaient répandu la connaissance de l'inutilité de tout traitement mercuriel pour l'ulcération des organes génitaux, et leurs suites, dans tous les coins de l'Europe. Les extraits suivants des *Notes et souvenirs d'une vie professionnelle*, par le Dr Fergusson, Londres, 1846, sont un avis à la partie intolérante de notre confraternité médicale, de ne pas affirmer trop dogmatiquement que leur méthode de traitement est la meilleure possible. A la page 117, il dit : « Jusqu'à ce que nous en fissions l'expérience pendant les guerres de la Péninsule, il n'y avait qu'une opinion commune parmi nous sur l'incurabilité complète de la syphilis, sauf par le mercure ; et si par hasard la maladie était domptée sans lui, nous n'hésitions pas le moins du monde à déclarer que cela ne pouvait pas être la syphilis, mais quelque autre maladie en revêtant les formes. A ma promotion de chirurgien en chef de l'armée du Portugal en 1810, je trouvai que la Faculté de médecine du pays n'employait jamais le mercure pour les symptômes primaires, et très-peu, si toutefois elle le faisait, pour les symptômes secondaires ; elle défendait avec opiniâtreté la raison et la justesse de sa conduite. Avec ce que je considérais alors comme une erreur absolue, il était inutile d'entrer en discussion. Je m'adressai au commandant en chef, et j'obtins les ordres généraux les plus formels, ordonnant l'emploi du mercure à chaque période de la maladie. Partout où je ne pouvais pas surveiller en personne, le remède était négligé ; en ma présence, le mercure était mêlé de soufre ; et quand j'insistai pour voir si la friction avait eu lieu, on me présentait une peau aussi noire que celle d'un Éthiopien. Or, l'aversion et l'horreur pour le remède était si grande, que les malades se précipitaient hors de la chambre dès qu'il était appliqué, et se lavaient à l'eau de savon. Enfin, je vis que je jouais un mauvais jeu où je ne pourrais que perdre ; cependant je ne pouvais m'empêcher de reconnaître que les graves conséquences qui devaient, selon mes appréhensions, résulter de leur folle conduite, n'étaient point arrivées ; tandis que ceux de nos soldats qui avaient été médicamentés par le mercure, le payaient souvent bien cher. Mais mes yeux ne se dessillèrent pas d'abord à toute la vérité ; et, deux ans plus tard, M. Rose le premier, puis M. Guthrie, se lancèrent dans des idées plus hardies, et firent connaître au monde la possibilité de traiter les soldats anglais de la même manière que les Portugais. J'avoue que rien, dans la pratique de la médecine, ne m'a plus ébranlé que la découverte qui me montrait la croyance des siècles dépourvue de tous fondements ; ainsi, les plus sages d'entre nous, pendant tout le temps intermédiaire, n'avaient fait que compromettre, au lieu de sauver, leurs malades, par des doses de mercure meurtrières et inutiles ; il y en avait assez pour renverser la foi la plus ferme en la médecine, et pour prouver que ce qui semblait les principes les mieux établis de cette science n'était rien moins qu'une illusion passagère. » — A la page 21, il dit : « Au milieu de toutes ces bévues, de tous ces préjugés, il me semble qu'il a été découvert que le mercure remplissait, après tout, son rôle, en produisant l'apparition même de l'ulcération qu'il avait à guérir ; car les abrasions de la bouche et du gosier, ou autres surfaces sécrétantes, provenant du mercure et de la syphilis, ont une telle ressemblance, qu'il est impossible au juge le plus expérimenté d'en faire la différence ; et au temps passé, le médecin détruisait dans l'ombre, croyant toujours, tandis que les malades tombaient devant ses yeux, que sa pratique était orthodoxe et indiscutable. » A la page 122, il dit : « Je terminerai à présent cette partie de mon sujet en exposant un fait incontestable. C'est que l'armée anglaise, en ce moment, contient des milliers d'hommes en santé parfaite, qui ont été parfaitement guéris de tout degré ou état de l'affection syphilitique, sans avoir pris un seul atome de mercure. Les incidents qui amenèrent à cette importante découverte peuvent, avant de conclure, mériter quelques remarques de plus. Lorsque l'armée anglaise débarqua en Portugal, les soldats étaient tous de vrais Anglo-Saxons, et d'acabit et de tempérament : sanguins, pléthoriques, largement nourris pour des soldats, et adonnés à l'usage de l'alcool. Le climat, à l'époque de l'automne, était chaud, et la campagne, avant l'arrivée à la capitale, avait été très-active. Dans ces circonstances, les relations avec les femmes publiques du pays produisirent les conséquences usuelles de la maladie syphilitique, pour laquelle, en ce temps-là, on ne connaissait qu'un remède, *intus et in cute, ab ovo usque ad mala*, et ensuite, tant qu'il restait un souffle de vie au malade, n'importe quelles mutilations et ulcérations il eût souffertes, le mercure était l'unique panacée. Avec de tels sujets, plus particulièrement au commencement de la maladie, avant l'application des sangsues et la déplétion, on eût pu prévoir que la phagedæna se saisirait des rênes, tandis que le mercure donnerait de l'éperon. Nos hôpitaux offraient les exemples des mutilations les plus lamentables, et parmi les officiers on en voyait occasionnellement quelques cas. Les Portugais, cependant, regardaient ce traitement avec horreur et étonnement, car pour eux la maladie était ordinairement d'un caractère doux et chronique. C'était un malheur dont ils ne pensaient pas

plus à rougir que des scrofules ou d'un cancer, et ils ne cher-
chaient pas à s'en cacher. C'est ce qui me conduisit à ma première publication dans les *Transactions médico-chirurgicales.* Le
mercure, pris à l'excès et pendant une longue période, amenait
l'exfoliation de l'os facial, et pour ces exfoliations nous donnions
plus encore de mercure. Le nombre des victimes nous étonne
maintenant, alors nous pensions qu'il était dû à la maladie, mais
en réalité il venait du remède. Les Portugais, je puis presque le
dire, n'avaient point de phagedæna. Je ne puis pas me rappeler
un seul exemple semblable aux nôtres, à l'exception de celui d'un
de leurs vivandiers, mais il était tout aussi profusément nourri,
et aussi sanguin que n'importe lequel de ses confrères du camp
anglais. »

Dans un ouvrage intitulé : *Observations sur le traitement de la
syphilis avec plusieurs cas où la cure s'est effectuée sans l'usage du
mercure,* par Thomas Rose, *A. M., Baliol-College, Oxon,* Chirurgien aux Gardes, *Coldstream,* lu à la Société médico-chirurgicale
de Londres, janvier 1817, M. Rose dit, *Transactions,* vol. VIII,
p. 337 : « Dernièrement j'ai essayé le même système dans le régiment des Gardes, *Coldstream,* pendant une année et trois quarts,
et j'ai constamment réussi à guérir tous les ulcères aux parties
génitales, que j'ai eus sous les yeux, avec les symptômes constitutionnels qu'ils produisaient, sans le secours du mercure. Je ne
suis pas autorisé à affirmer que beaucoup d'eux étaient vénériens;
mais, sans contredit, un nombre considérable d'entre eux avaient
l'apparence d'accidents primaires produits par le virus vénérien,
et qui s'étaient produits dans des circonstances vraisemblablement
capables de le communiquer. » A la page 360 il dit: « Obtenant
un succès complet par ce plan de traitement, et persuadé que les
idées que j'avais autrefois entretenues étaient erronées, je m'aven-
turai à négliger entièrement le mercure, dans la vue d'observer
pour un temps le progrès du virus lorsque ce spécifique n'inter-
vient pas. Le résultat a été tout autre que je ne l'attendais; et la
cure dans chaque cas s'est effectuée sans avoir eu besoin de recourir à aucune préparation mercurielle. Le **Dr James Porbes,**

médecin à York Hospital, Chelsea, m'apprend que plus de 61 cas d'ulcères au pénis ont été guéris à l'aide de simples pansements par M. Dease. » A la page 363 : » On avait rejeté toutes idées de remèdes spécifiques. Les malades étaient d'ordinaire alités et on n'employait d'applications locales que celles que semblaient indiquer les apparences des symptômes vénériens.» M. Rose donne un exposé détaillé du nombre considérable de cas qu'il a traités, et des symptômes secondaires qui les ont suivis; ces derniers semblent avoir tous été d'un caractère doux et chronique, ne produisant aucune ulcération rongeante des parties molles, ni maladie des os ; ne faisant pas autre chose que de mettre le malade mal à son aise pendant une période plus ou moins longue, mais ne mettant pas sa vie en danger. A la page 422, il dit : « Sans comprendre plusieurs ulcérations légères et celles que j'avais perdues de vue immédiatement après leur cure, j'ai, dans l'espace des deux dernières années, traité d'après le même système plus de 120 cas où j'ai été capable de m'assurer que mes malades ont été en santé parfaite plusieurs mois ensuite ; quand ils revenaient, c'était avec des symptômes secondaires semblables à ceux déjà décrits. En moyenne, 1 sur 3 des accidents ainsi traités était suivi d'une forme variable de symptômes constitutionnels ; c'était, dans la plupart des cas, peu de chose, et cela eût passé inaperçu si nos investigations eussent été moins minutieuses. Les symptômes constitutionnels n'étaient évidemment pas tels qu'ils pussent être regardés comme vénériens, s'il nous faut ajouter foi aux idées communément reçues à cet égard. La carie des os, et quelques-uns des symptômes les moins équivoques ne se présentèrent pas. Dans aucun cas il n'y eut cette marche ascendante uniforme, avec furie impitoyable, d'un ordre de symptômes, ce qui est considéré comme la caractéristique essentielle de la vraie syphilis. Il a même été déclaré que tout symptôme individuel de cette maladie était régulièrement progressif, et n'avait jamais été arrêté, excepté par l'influence du mercure. M. Abernethy demandait, nous dit-il, aux meilleurs chirurgiens de Londres si les symptômes constitutionnels de la syphilis s'amendaient jamais d'une manière spontanée. Personne ne lui donna nettement une réponse affirmative. »

M. Rose termine sa publication par la remarque habituelle à
tous ceux qui ont envisagé la syphilis rationnellement : « Il est
maintenant généralement admis que la majorité, et certainement
la plupart des maladies les plus sérieuses des os, aussi bien que
les autres symptômes déplorables que l'on rencontre dans ces
maladies, doivent être attribués à l'usage peu judicieux ou exces-
sif de ce remède. »

Le témoin suivant, que je vais citer pour prouver les effets
désastreux du mercure dans la syphilis, est M. Guthrie, président
du Collége des chirurgiens. Dans ses *Observations sur le traitement
de la maladie vénérienne sans mercure*, par C.-J. Guthrie, esq.,
lues à la Société médico-chirurgicale, Londres, janvier 1817, il
dit : « Sur le continent, en général, on fait peu d'attention à
l'apparence des accidents primaires ; mais ceci ne conduit pas en
général, en Italie ou dans le Nord de l'Europe, à l'emploi du mercure ou de tout autre spécifique ; et M. Cullerier, le premier chirurgien à l'hôpital des Vénériens, à Paris, démontre la possibilité
qu'il y a pour chaque cas d'être curable par les moyens ordinaires ; mais, après que les ulcères sont guéris, il soumet le malade au traitement usuel pour prévenir les symptômes secondaires. »
A cette heure beaucoup de chirurgiens avaient commencé à s'a-
percevoir de ce qui dernièrement a été bien signalé par M. Ricord, etc., que certaines formes d'ulcères étaient plus inévitable-
ment que d'autres suivies de symptômes secondaires. A la p. 556,
M. Guthrie remarque ceci : « En conséquence de ces opinions, il est
à désirer que l'on détermine, dès les premiers instants, si un ulcère
est un chancre ou non ; plusieurs chirurgiens se vantent de leur
talent particulier à reconnaître ceux des ulcères qui exigent absolument pour leur cure l'usage du mercure, de ceux qui n'en ont
pas besoin ; or la valeur de cette prescience sera plus justement
appréciée, maintenant que l'on a déterminé que tout symptôme vénérien, de quelque nature qu'il soit, guérira sans l'emploi
du métal, pourvu que le temps suffisant soit accordé, que la constitution soit bonne, que le malade mène une vie régulière, que
l'on ne néglige ni la propreté ni le simple pansement, et que l'on

tienne le malade dans état de quiétude. Durant les dix-huit derniers mois, à York Hospital, Chelsea, M. Dease, le Dr Arthur, le Dr Gordon et moi, nous avions l'habitude de traiter tous les cas d'ulcères au pénis par les simples moyens anodins ; c'est-à-dire par la charpie sèche ou par des onguents ou lotions, pour la plupart ne contenant pas de mercure, afin d'obvier à l'objection qui eût pu être faite contre son emploi sous une forme quelconque ; et sur environ 100 cas, qui ont été traités de cette manière, tous les ulcères ont été guéris sans l'usage du mercure. Depuis que M. Rose, au régiment des Gardes, commença à traiter ses gens sans mercure, et que la pratique fut adoptée à York Hospital, elle a été suivie dans plusieurs établissements hospitaliers à Douvres, Chatham, et Édimbourg, et dans divers régiments de l'intérieur et des colonies, surtout dans le 57e, et les corps d'élite de cavalerie en France. J'ai vu dans les listes de ces hôpitaux environ 100 cas qui avaient été traités avec le même résultat en ce qui concerne la cure des ulcères primaires ; chaque ulcère paraît avoir passé par un certain cours. Pour nous, quand l'ulcère avait l'apparence caractéristique du chancre, la charpie sèche seule y était généralement appliquée ; quand ces signes étaient moins saillants, une variété d'applications était mise en usage. Si c'étaient des ulcères, sans apparence accentuée, et qu'ils ne s'amendassent pas dans la première quinzaine ou à peu près, ils subsistaient généralement de cinq à six semaines de plus ; et la seule différence sous ce rapport entre eux et les ulcères surgis au prépuce était que ceux-ci restaient souvent une période plus longue, et que les ulcères possédant les vrais caractères du chancre exigeaient, en général, une période encore plus longue pour leur guérison, savoir de 6, 8, 10, 20 ou même dans un cas à 26 semaines. »

A la page 559 : « La grande question, toutefois, est celle-ci : ces gens-là étaient-ils, une fois leurs ulcères guéris par ce traitement, plus sujets aux symptômes secondaires que s'ils eussent été traités par le mercure ? Mais, sur tous ces cas ainsi traités, il ne s'en trouva que six dans lesquels des symptômes ressemblant fortement à la syphilis firent leur apparition. Parmi ces six cas, deux présentaient une ulcération du gosier combinée avec des éruptions. Dans l'un, l'éruption papuleuse apparut avant deux ulcères, qui se

guérirent; l'un était un ulcère formé sur le prépuce, et l'autre un
chancre à la couronne. Cinq sur six furent guéris par de simples
moyens, tels que les cathartiques, les antimoniaux, etc., la salsepareille, et le bain chaud. Dans aucun de ces cas les os ne furent
affectés. Le Dʳ Mcleod, sur 50 cas traités par lui à Douvres,
sans mercure, n'a pas eu une plus forte proportion de symptômes secondaires que moi. Le chirurgien-major, Munday,
et M. Évans, du 57ᵉ régiment, et M. Brown, de la cavalerie
française, ont été également heureux en France. Dans l'espace de
douze mois, ils ont traité 134 cas, et la proportion des symptômes
secondaires à la totalité était au-dessous d'un dixième, et de
la même nature que les miens. Il semble singulier que, dans
les cas secondaires, les symptômes aient été d'un caractère léger,
dans deux exemples seulement ils affectèrent les os. »

A la page 562, il mentionne la théorie du Dʳ Fergusson relativement à l'immunité dont jouissent les Portugais, et qui résulte
de ce qu'ils ont laissé le mal sévir parmi eux pendant des
siècles : « Le Dʳ Fergusson supposa que les Portugais ne souffraient pas des symptômes secondaires, comme ils auraient
dû en souffrir, d'après les idées que nous en avons, parce que la
maladie vénérienne était mitigée par le moyen de sa diffusion générale imparfaitement combattue parmi eux, en conséq ence de
leur simple mode de traitement. Cependant il n'y a pas, que je
sache, plus de fondement à cette opinion, qui a fait une forte impression sur bien des personnes en Angleterre, qu'il n'y en a à
celle que l'on entretient communément, à savoir : que la maladie
est plus virulente en Portugal que dans la Grande-Bretagne. »
M. Guthrie signale que c'était en réalité les habitudes des militaires, et le mercure qu'ils prenaient «qui donnaient naissance à la
phagédène dont ils souffraient en Portugal. Puis il aborde la question brûlante de la théorie des symptômes secondaires comme il
suit, page 575 : « Comme l'irritation d'une piqûre au doigt ne produit des abcès et un dérangement général que quand l'état de la
constitution n'est pas bon; comme le dérangement de la digestion
peut produire, dans plusieurs cas, des maladies ressemblant à la
syphilis ; comme l'irritation d'une dent transplantée peut le faire
aussi de la même manière ; de même je suis porté à croire qu'un

ulcère ou un chancre syphilitique produit des symptômes secondaires, seulement dans des états particuliers de la constitution ; mais quelle en peut être la nature, ou quelle en peut être la différence avec l'état de santé, cela serait aussi difficile à déterminer que pour tout autre des exemples auxquels j'ai fait allusion. »

Le professeur Syme et d'autres professent les mêmes idées relativement à la théorie des symptômes secondaires, et, assurément, quand la maladie est traitée rationnellement, il paraîtrait qu'elle ne saurait être considérée comme un grave poison. A tout prendre, le poison syphilitique, quand les ulcères sont traités par le repos, les applications antiphlogistiques et émollientes, est réellement si peu de chose qu'il pourrait être mis hors de comparaison avec les graves maladies épidémiques, telles que la variole, la scarlatine ou la rougeole.

Je vais maintenant consulter la déposition du professeur John Thompson qui a eu, entre autres mérites, l'honneur de compter parmi ses élèves le premier des chirurgiens modernes, le professeur Syme. Dans le *Journal médical et chirurgical d'Edimbourg*, janvier 1818, apparurent les *Observations sur le traitement de la syphilis*, par John Thompson, M.-D., professeur de chirurgie au Collége royal des chirurgiens d'Edimbourg, et chirurgien de l'armée. John Thompson fut, il paraît, promu en 1816, médecin du dépôt à Edimbourg. « Dans cet hôpital, dit-il, ouvert à tous les officiers de santé de l'armée qui suivaient les cours de l'Université, je me suis, depuis cette époque, soigneusement abstenu d'employer le mercure, non-seulement dans le traitement des symptômes secondaires, mais aussi dans celui des symptômes primaires de la syphilis ; et j'ai trouvé que les chancres et les bubons ont, dans tous les cas, disparu à l'aide du régime antiphlogistique, du repos dans une position horizontale, et de douces applications locales, aussi rapidement que je les ai jamais vu disparaître dans des cas semblables où le mercure était employé. Le bubon s'est présenté quelquefois suppurant, et quelquefois disparaissant par résolution, chez un quart des malades affectés de chancre ; mais chez aucun il n'y eut tendance à la gan-

grène comme quand on se sert du mercure. Parmi les cas que j'ai
vus, le nombre de ceux où il est survenu des symptômes constitutionnels n'excède pas un dixième ; et les seuls formes de ces
symptômes qui se sont présentés, sont des ulcérations à la gorge
et des éruptions cutanées, quelquefois accompagnées d'inflammations aux deux yeux. Les ulcérations de la gorge ont été
peu nombreuses , et généralement accompagnées d'éruptions
cutanées. Elles avaient une apparence aphtheuse, souvent avec des
aphthes dans l'intérieur de la bouche, les amygdales gonflées, et
les glandes du cou enflées. Les affections cutanées qui sont survenues ont été, en plusieurs cas, une efflorescence bigarrée de
la peau à fond rougeâtre, ressemblant, dans d'autres, à des éruptions dartreuses , pustuleuses , squameuses ou tuberculeuses.
Ces éruptions secondaires sont ordinairement arrivées dans les
cas où les accidents primaires ont mis du temps à se guérir,
et quand ils ont laissé derrière eux des cicatrices indurées.

« L'époque à laquelle elles sont généralement survenues a varié
de quatre à douze semaines après l'apparition des ulcères primaires. Les affections de la gorge ont été légères en comparaison de celles qui ont lieu d'ordinaire dans les maux vénériens,
après l'usage du mercure. Les éruptions cutanées ont eu un
caractère chronique et ont toutes, aussi bien que les maux de
gorge et les inflammations oculaires , disparu graduellement ,
quoique quelquefois lentement, sans l'emploi du mercure, et sans
paraître avoir laissé d'effets pernicieux derrière elles. Je suis
porté à croire que, si le mercure eût été employé, les affections
cutanées, dans bien des cas, eussent été guéries dans un plus
court espace de temps ; mais, qu'en accélérant la cure de l'éruption cutanée, ce remède n'eût pas évoqué d'autres affections
constitutionnelles, c'est un point que l'expérience future peut
seule déterminer. Jusqu'ici je n'ai point eu l'occasion d'observer
parmi les malades traités pour les symptômes primaires sans
mercure, aucun de ces ulcères profonds et repoussants de la
peau, de la gorge, du nez, de la bouche ou quelqu'une des affections douloureuses des os, qui sont indiqués par tous les sy-
philiographes comme le véritable produit de la maladie. Les
nombreuses affections semblables qui se sont présentées à mon

observation avaient été soumises à une, ou plus fréquemment, à plus d'une médication mercurielle. Cependant la pratique de traiter les maux vénériens sans l'usage du mercure est devenue maintenant fort générale dans l'armée anglaise, dans notre pays et en France. »

Le professeur John Thompson ajoute : « Voici le sommaire des cas d'ulcères vénériens primaires traités sans mercure dans l'hôpital du dépôt amalgamé, et dans les hôpitaux régimentaires des 92ᵉ et 88ᵉ régiments d'Edimbourg, de mars 1816 à décembre 1817 : Il y eut 155 cas de traités, dont 54 bubons qui furent guéris ; 16 symptômes secondaires, 1 ulcération de la gorge ; 2 ulcérations à la gorge avec éruption ; 10 éruptions cutanées seulement ; 1 iritis. Toutes ces affections disparurent sans mercure.

Dans l'année 1818, le Dʳ Hennen, chirurgien de l'armée, lut des articles contenus dans les numéros d'avril et de juillet du *Journal médical et chirurgical d'Edimbourg*, A., 1818, dont je tire quelques extraits. A la page 202, il dit : « Que ces maux et aussi l'espèce que M. J. Hunter a désignée comme le véritable mal syphilitique se guérissent sans l'emploi d'autres moyens que le repos, l'abstinence, la propreté, etc..., cela est parfaitement démontrable, cela se voit jonrnellement dans les salles de Castle et à Quensburg-House, appropriées à cet usage. Que les ulcérations à la gorge, les éruptions cutanées, et une combinaison des deux, associées dans quelques cas à l'iritis, aient disparu sous le même traitement, cela est certain. » A la page 203 : « Je n'ai pas eu l'occasion de voir un seul exemple où les os du nez eussent été affectés ; quelques cas de douleurs et de gonflement de ceux du crâne et des extrémités se sont rencontrés ; mais, excepté dans deux cas, je n'ai vu moi-même aucun nodus qui puisse être regardé comme indubitablement syphilitique. Pour tous les cas, le repos dans une position horizontale est une condition importante du traitement. »

A la page 331 : « Voici les faits tels qu'ils sont déterminés à présent ; les symptômes secondaires se présentent plus fréquemment, plus tôt et à une période plus déterminée, que quand le mercure a été employé ; mais dans beaucoup de cas, ils s'évanouissent presque aussitôt ; jamais, comme on l'a supposé, ils ne vont de mal en pis, ou ne se portent successivement d'une partie du corps à une autre, avec une violence croissante ; ils ne se manifestent pas du tout avec les symptômes violents et impitoyables qu'on a observés dans beaucoup de cas où le mercure avait été employé. Les éruptions n'ont pas tourné en ulcérations ni en larges croûtes ou grosses pustules ; les os du nez ou d'autres parties n'ont été en aucun cas affectés de carie. Je n'oserai affirmer que ces accidents n'auront pas lieu, mais sur 100 cas que j'ai observés avec une attention extrême, je dois dire qu'ils ne sont pas arrivés. » Le D Hennen donne une table où je trouve que les éruptions secondaires, les tubercules, les exanthèmes ou pustules, se trouvaient bien du traitement, dans des périodes variant de dix jours à six semaines. En 1820, dans son ouvrage sur la *Chirurgie militaire*, il fait quelques remarques de plus. En parlant des effets pernicieux du mercure sur plusieurs états morbifiques du corps, il dit : « Mais le plus fâcheux de tous ses effets est la phagédène, qu'il produit souvent, soit en chancres ou bubons. A la gorge, il cause les ulcérations les plus désastreuses..... Je n'ai pas vu un seul exemple d'ulcération succédant à une éruption cutanée dans les hôpitaux militaires, depuis l'adoption du traitement non mercuriel, excepté quand le mercure avait été employé à des intervalles longs et irréguliers. » A la page 523, on trouve qu'Hennen a eu à essuyer les reproches, qui sont le partage de tous ceux qui diffèrent d'opinion avec les chirurgiens influents du jour sur une question quelconque, et en cette occasion il fut particulièrement comblé d'injures, car il dit : « Je ne me dégraderai pas à entrer en dispute avec ceux qui s'abritent derrière la chaire du maître, d'où ils font pleuvoir sur les chirurgiens de l'armée des insultes aussi peu méritées qu'injustes. Nul homme ne pouvait être plus fermement convaincu que je ne l'étais, il y a quelques années, de l'extravagance qu'il y avait à supposer que cette maladie pouvait, en toutes circonstances, être guérie sans le mercure (lequel avait eu seul ma confiance pour au moins un millier de cas), jusqu'au moment où mes yeux furent forcés de s'ouvrir à la lumière. »

Le Dr Hennen donne une table des cas traités et des résultats obtenus, où je vois que sur 407 cas traités, il y eut 1 cas d'iritis ; 1 d'exostose ; 46 symptômes secondaires, quelques-uns d'entre eux légers, et se guérissant dans le courant de dix à quatre-vingt-dix jours. Il donne comme la moyenne de la cure des accidents primaires, sans bubons, vingt et un jours ; des bubons, quarante-cinq jours ; des symptômes secondaires, vingt-huit à quarante-cinq jours ; et il ajoute que ce qu'on observait la plupart du temps dans le traitement non mercuriel, c'était le retour des accidents primaires et les récidives de l'éruption. Il paraîtrait que le Dr Hamilton, à cette époque-là professeur d'accouchements à Edimbourg, objecta au traitement non mercuriel de la syphilis, qu'il augmenterait considérablement les cas de syphilis infantile; argument auquel Hennen riposte d'abord, en observant qu'en Espagne il ne paraissait pas y avoir une proportion indue de syphilis infantile, et aussi par la statistique plus exacte qui suit : — Il paraît que sur 13 enfants, nés de parents traités sans mercure, 11 vinrent au monde viables ; aucun d'eux n'est mort ni n'a manifesté de symptômes suspects, bien que quelques-uns fussent dans leur troisième année. A la page 567, il dit : « Mais nonobstant les opinions contraires du Dr Hamilton, si fortement exprimées dans son ouvrage, nous avons lieu de croire que les enfants ont guéri de la maladie, non pas seulement sans mercure, mais spontanément et sans remède quelconque. Mahon, dans ses *OEuvres posthumes,* page 416, dit : « On ne peut nier, cependant, qu'il ne puisse arriver que les symptômes vénériens disparaissent chez les enfants nouveau-nés, à qui on n'a fait aucun remède. J'en ai eu plusieurs exemples. »

Le Dr Hennen conclut ainsi ses remarques : « Lorsque la masse des médecins croyait que la syphilis chez les adultes était absolument incurable sans mercure, il était naturel qu'ils appliquassent la même opinion à la maladie développée chez les enfants. Il est à espérer que dans l'état présent de nos connaissances sur l'histoire naturelle de la syphilis ;

quelque imparfaites qu'elles soient, nous n'enlèverons pas
à la génération naissante les bienfaits qui ont été d'un aussi
grand secours à ses aînés. » Les exemples que j'ai récemment publiés, et les quinze exemples publiés par W. Allingham, Esq. F. R. C. S. dans le *Medical Times and Gazette* (octobre 1863), ont montré que le Dr Hennen avait parfaitement raison de conclure que les enfants sont traités plus heureusement sans le mercure qu'avec lui. Le lecteur en trouvera les détails au dernier chapitre.

Dans un mémoire sur le traitement sans mercure employé à l'hôpital militaire d'instruction du Val-de-Grâce par M. Desruelles, chirurgien aide-major, chargé de la direction du service des vénériens à l'hôpital militaire du Val-de-Grâce, dans le *Journal du progrès des sciences médicales*, 1827, on lit :

« M. Desruelles est chargé, depuis le 16 avril 1826, du service des vénériens à l'hôpital militaire du Val-de-Grâce. Il y a recueilli près de 1,500 observations, dont les résultats, qui ne peuvent être convenablement développés que dans un travail assez considérable qu'il prépare, se feraient trop attendre s'il n'en offrait actuellement un exposé rapide. Il avait une grande confiance dans l'emploi du mercure. Elle ne s'ébranla que lentement à la vue des accidents et des récidives qui accompagnent ou qui suivent le traitement mercuriel.

« Il n'était pas sans intérêt de remarquer comment et par quelles transactions successives M. Desruelles a acquis la conviction qu'il essaie de répandre. Dès le moment où il cessa d'administrer le médicament depuis si longtemps usité, tous les symptômes diminuèrent de gravité et disparurent avec une plus grande promptitude. On cessa de voir les accidents secondaires qui étaient si fréquents peu de temps auparavant. Il devint évident qu'ils étaient dus la plupart du temps au médicament qu'on mettait en usage pour les guérir. Et en effet, les hommes qui étaient affectés de carie des os, d'exostoses, de périostoses, de douleurs, de dartres, d'ulcères à la langue, au voile du palais, aux amygdales, au pharynx, d'ulcères serpigineux, de pustules suppurées, avaient pris des doses considérables de mercure en frictions ou à l'intérieur. Chez la plupart, ces symptômes s'étaient aggravés toutes les fois qu'on avait fait varier le mode de traitement mercuriel. Une foule de variétés fort bien décrites et différenciées par les auteurs s'évanouirent sous un traitement plus simple. La marche de la maladie fut plus uniforme. Les variétés nombreuses d'ulcérations qui se faisaient remarquer étaient le résultat des moyens mis en usage. Il devint évident que ce produit était artificiel pendant le moment d'incertitude et d'essais comparatifs de ces derniers temps. Des chiens furent soumis à l'emploi du remède en frictions et en liqueur. Chez ceux qui furent frictionnés, la salivation se manifesta comme chez l'homme. Chez tous on trouva les altérations qu'on attribue communément à la maladie vénérienne ; les dents étaient chancelantes, presque toutes déchaussées, les gencives ulcérées, la membrane muqueuse buccale, le voile du palais couverts d'aphthes, le pharynx rouge, l'estomac plus ou moins malade.

« Les ulcères ne sont soumis à aucun pansement ; ils sont simplement recouverts d'un linge imbibé d'une décoction émolliente, dont l'effet est de les soustraire à l'action de l'air et d'empêcher qu'ils ne restent en contact avec des parties saines ou avec d'autres ulcérations. Si le fond est gonflé, tendu, si les bords en sont durs, douloureux, quelques sangsues appliquées dans l'intérieur calment cette irritation ; les ulcérations douloureuses et les bubons ouverts, lorsqu'ils sont le siége d'une vive irritation, doivent être couverts de linges imbibés d'une solution d'opium, sur lesquels on applique des fomentations émollientes. Dans l'inflammation et les ulcérations du voile du palais, des amygdales et de la paroi postérieure du pharynx, le malade doit être tenu à la diète absolue pendant la période d'acuité : on applique des sangsues à la partie supérieure du cou. Les exostoses, les périostoses et les caries des os, triste résultat de l'abus du mercure et surtout des frictions, s'améliorent sous l'influence des saignées locales. Il est aisé de voir que le traitement interne est réduit à la plus grande simplicité : le traitement externe n'est pas plus compliqué, et pour lui comme pour l'autre les secours de la pharmacie sont presque nuls. Ces conditions seraient cependant de nulle valeur si elles n'avaient de bons résultats. L'auteur assure qu'à l'aide de son traitement les guérisons sont à la fois plus promptes et plus sûres, la constitution des malades moins altérée. Les médecins qui ne sont point partisans de la méthode employée au Val-de-Grâce, forcés néanmoins d'en reconnaître l'action curative du moment, se retranchent derrière la question d'avenir et font craindre les récidives. Les résultats obtenus jusqu'ici, dit notre auteur, fournissent la preuve qu'elles sont infiniment moins nombreuses et moins graves que celles qu'on observe après le traitement mercuriel. Les récidives légères qu'a observées M. Desruelles ne sont arrivées que chez les hommes indociles qui s'étaient livrés à des écarts de régime pendant leur traitement ; ce qui expose aux accidents consécutifs, ce n'est pas l'absence du traitement mercuriel, mais l'absence ou l'inexactitude du traitement général.

« L'argument des possibilités de récidive nous semble fort analogue à celui qu'on opposait à la vaccine, en disant que l'avenir prouverait peut-être les dangers. Au Val-de-Grâce, lorsqu'on y employait cette substance, la durée moyenne du traitement était de deux mois ; elle est maintenant de vingt-six jours.»

Dans un ouvrage intitulé *Cours de pathologie*, par F. Broussais, Paris, 1831, vol. IV, p. 243, cet auteur distingué dit : « Depuis sept ou huit années, les malades syphilitiques sont traités au Val-de-Grâce sans mercure. Toutes les cures ne sont pas réellement radicales ; quelques cas sont suivis de rechutes. Mais ceux soumis au traitement mercuriel exclusif, pratiqué dans d'autres hôpitaux, outre leur guérison moins rapide, présentent encore plus de rechutes. L'avantage reste donc pour le traitement sans mercure. »

Dans un ouvrage de M. Desruelles, intitulé *Lettres écrites du Val-de-Grâce*, on lit : « Une période de trente années d'observations, plus de 300,000 faits publiés dans différents ouvrages ; l'accord des praticiens nationaux et étrangers qui ont expérimenté la nouvelle méthode ; les résultats avantageux qu'ils en ont obtenus, s'ils ne peuvent encore vous convaincre de la possibilité de guérir presque toutes les maladies vénériennes primitives en employant un traitement simple et hygiénique, vous feront au moins douter de la spécificité du mercure et de l'utilité de son emploi dans tous les cas. » Page 13, il dit : « M. Fricke a déjà publié plus de 15,000 faits. L'expérience lui a prouvé que le traitement sans mercure réussit aussi bien dans les climats froids que dans les pays chauds. » M. Cullerier pose en principe :

1° Que les récidives après l'emploi du traitement simple, régulièrement administré, sont extrêmement rares ; mais qu'on les remarque à une époque très-rapprochée de l'affection primitive.

2° Que les récidives après les symptômes primitifs, non traités, abandonnés à eux-mêmes, ou dont la guérison a été activée par la cautérisation, ne sont pas rares, mais qu'en général, elles sont peu graves.

3 Que les récidives après les traitements mercuriels incomplets sont très-communes ; que des symptômes consécutifs de tous les genres se manifestent à toutes les époques et à tous les différents degrés de variétés.

4° Enfin, que les récidives chez les individus qui, à chaque apparition de symptômes primitifs, ont subi de la manière la plus complète un traitement mercuriel, sous la direction d'un médecin, comptent pour un quart dans le nombre total de celles que M. Cullerier a observées ; qu'elles sont excessivement graves ; que ce sont presque toujours des affections des systèmes osseux et fibreux, des affections tuberculeuses chroniques de la peau ou des ulcérations profondes des membranes muqueuses.

Le témoin suivant que je vais faire comparaître est le Dr Fricke, dont le nom est bien connu comme autorité chirurgicale, et en Allemagne et en France. Dans un ouvrage intitulé : *Annalen der chirurgischen Abteilung des Algemeinen Krankenhauses* d'Hambourg, par E. G. Fricke, docteur, Hambourg, 1828, on trouve un récit très-circonstancié des expérimentations soigneusement faites par ce médecin. J'entends tirer de cet ouvrage d'amples extraits; et comme le Dr Graves a, dans sa *Médecine clinique*, vol. II, traduit une portion de l'ouvrage ci-dessus, je profiterai moi-même, en quelques endroits, de son texte, et renverrai le lecteur à l'ouvrage original, ou à la traduction du Dr Graves, s'il veut des renseignements plus complets sur ces expériences décisives du Dr Fricke.

Le traitement de la syphilis, à l'hôpital de Hambourg, se divisait en deux époques : la période mercurielle et la non mercurielle. La première période fut, pour les hommes, de dix-huit mois et demi, de janvier 1824 à juillet 1825 ; et pour les femmes, de vingt et un mois, de janvier 1824 à octobre 1825. La période non mercurielle durait pour les hommes deux ans et cinq mois et demi, et pour les femmes deux ans et deux mois.

Première Période. — AVEC LE MERCURE.

Les formes de la maladie, observées durant cette période, peuvent se voir dans les tables ci-incluses. En jetant les yeux sur elles, on verra une différence considérable entre elles et celles de la seconde période, la syphilis s'étant manifestée sous une forme beaucoup plus maligne dans la première période. Des douleurs pendant la nuit, la carie des os du nez, du palais et d'autres parties, des éruptions cutanées rebelles et étendues, des *lues générales*, la *cachexia* syphilitique, étaient du nombre des phénomènes les plus ordinaires ; tandis que, dans la seconde période, ils survenaient rarement et ne s'observaient que chez les sujets soumis à une médication mercurielle, longue et funeste. Ce qui commençait avec les ulcères superficiels des organes générateurs paraissait comme bubons, puis comme ulcération du gosier, ensuite comme éruptions cutanées étendues qui donnaient souvent naissance à l'ulcération, puis harassaient le malade de douleurs la nuit, lui occasionnaient la carie des os de la figure, la chute des cheveux, jusqu'à ce que le mal se terminât en *cachexia* syphilitique, en *lues générales et incurables*, en consomption, émaciation et hydropisie. Le mode de traitement suivi durant la première période était divers, et réglé par les cas particuliers. Aucune prédilection indue ne fut donnée à une forme spéciale du mercure. Le mercure soluble de Hahnemann fut principalement employé en doses d'un grain deux fois par jour ; dans nombre de cas, le calomel fut mis en usage à doses semblables. Le sublimé corrosif fut donné en solution , de 3 grains   8 onces, généralement avec un peu d'opium ; uné once se donnait trois fois par jour. Trente-trois cas furent traités par la friction mercurielle. Ce dernier mode, qui fut employé pour treize femmes (pour quelques-unes à deux reprises), fut seulement un recours contre les formes obstinées et étendues de la maladie. Lorsque la syphilis était inflammatoire , un régime antiphlogis-tique était tout d'abord employé.

A l'égard de la durée du traitement, une différence remarquable s'aperçoit à l'inspection des tables des deux périodes. J'ai pris la moyenne des jours passés à l'hôpital, tant par les malades souf-frant de formes différentes de syphilis, que par la classe générale, et je l'ai annexée aux tables. Une proportion relative ne saurait aisément se constater, car aucune loi générale ne peut se déduire d'un petit nombre de cas ; mais, par comparaison, une différence en faveur du traitement non mercuriel sera promptement aperçue. Par rapport à la certitude de la cure, en ce qui concerne le trai-tement mercuriel , il faut dire, avec beaucoup de nos collègues exempts de préjugés, que nous sommes convaincu. par une ex-périence amère, que la syphilis est revenue très-souvent sous la forme secondaire après l'emploi le plus prudent du mercure, le choix le plus soigneux des préparations, l'attention la plus sévère à la diète et à toutes les précautions convenables. Sur 573 ma-lades traités pendant la première période, un tiers fut atteint de symptômes secondaires ; tous furent traités par le mercure pour les accidents primaires , bien qu'il faille observer que la plus petite partie de ceux-ci était placée sous nos soins. Parmi les malades traités pendant la seconde période , qui furent at-teints de symptômes secondaires, une grande majorité d'entre eux avaient , à une époque plus avancée, et avant leur admis-sion à l'hôpital ou durant leur séjour, fait usage du mercure pour la cure de la maladie. Plusieurs malades , chez qui l'on supposa la maladie extirpée, revinrent (particulièrement après les frictions mercurielles) avec des caries des os de la figure ; quelques-uns d'entre eux furent ensuite guéris sans mercure ; d'autres sont encore en traitement.

Seconde Période. — TRAITEMENT DE LA SYPHILIS SANS MERCURE.

Quand ce mode de traitement fut introduit dans nos salles par le Dr Fricke, il n'y soumit d'abord qu'un petit nombre de malades, et choisit principalement ceux dont l'avenir dépendait de la guérison la plus prompte. Ayant ensuite découvert, contrairement à son attente, que la maladie se guérissait plus rapidement de cette manière, et que les rechutes étaient moins fréquentes et plus légères, ce procédé fut appliqué à tous les cas, avec les modifications que suggérait l'expérience. A cette époque (février 1828), après une épreuve de deux ans et demi, et le traitement heureux de plus d'un millier de malades, les résultats de ce traitement se sont montrés si favorables qu'il ne paraît y avoir aucune raison pour l'abandonner à la légère, ou revenir à l'ancien mode de traitement. Comme il a été déjà constaté, les malades se guérissent dans un espace de temps beaucoup plus court qu'auparavant, et quittent l'hôpital avec une physionomie beaucoup plus saine. Tous les phénomènes désagréables résultant de la salivation ne les tourmentent plus. Autrefois, nonobstant la plus grande attention et les soins de propreté, il était impossible de détruire la mauvaise odeur dans les salles des vénériens, ou de tenir les lits et les chambres en bon état. L'air était imprégné de l'odeur infecte de la salivation ou des caries syphilitiques, et l'ordure était à l'ordre du jour dans toutes les salles occupées par les malades en train de saliver. A présent, il n'y a point de traces de cet air dans des salles qui contiennent soixante, soixante-dix, ou quelquefois cent malades; et la partie de l'hôpital réservée aux vénériens rivalise avec les autres divisions pour la pureté de l'air et la propreté. La syphilis, aussi, semble devenir graduellement plus simple : au moins elle ne revêt jamais de formes malignes comme auparavant, lorsqu'on n'emploie que peu ou point de mercure. Comme tout homme de l'art a le droit de visiter l'hôpital, chacun peut se convaincre de la vérité de l'assertion. A l'aide de la surveillance exercée par le public sur les prostituées, grâce à l'attention et l'expérience des chirurgiens nommés par le gouvernement pour les visiter, et eu égard aussi à ce que ces femmes viennent dans nos hôpitaux se faire soigner pour toutes les maladies dont elles peuvent souffrir, nous sommes en position de contrôler strictement leurs maladies.

TRAITEMENT GÉNÉRAL.

« Nous nous efforçons de remplir quatre conditions, savoir : propreté, repos, diète stricte, et (au point de vue thérapeutique) nature antiphlogistique du traitement. La propreté est d'une très-grande importance pour l'obtention d'une guérison prompte et heureuse. Plusieurs malades ont été guéris par l'usage de bains chauds et des ablutions.

« Le repos est nécessaire, particulièrement pendant la première période, et quand la maladie prend des caractères inflammatoires. Le visage de ceux qui étaient congédiés après un long séjour à l'hôpital, était celui de personnes en parfaite santé, et quand la diète stricte n'avait pas été observée trop longtemps, ils ne manquaient pas de vigueur corporelle. Les moyens thérapeutiques employés n'étaient pas du tout compliqués, et ils se sont encore simplifiés dernièrement. La phlébotomie est réservée aux cas pléthoriques ou au cas de vive inflammation locale, et conséquemment n'est pas fort souvent mise en usage. On emploie quelquefois les sangsues. Le traitement commençait par un drachme de sulfate de magnésie dans une once d'eau, *ter die*, de façon à provoquer plusieurs selles, et ensuite une fois dans le courant de la journée ; la décoction de bois et d'acide nitrique était aussi employée, en doses d'un demi-drachme d'acide nitrique dans 12 onces d'eau (une once trois fois par jour). Bains au savon ; une once de savon pour chaque bain ; des bains contenant des acides salins ou minéraux, ou du sublimé corrosif ou de la potasse caustique. Plusieurs espèces de lotions furent employées pour humecter la charpie dans le pansement des plaies.

Relativement aux chancres, nous fûmes toujours à même de les modérer. Aucun d'eux ne prit un développement remarquable, soit en profondeur ou en étendue, une fois soumis au traitement. Même les chancres phagédéniques, qui avaient dans bien des cas commis des ravages avant l'admission du malade, furent guéris de telle façon qu'une grande portion de la partie dévastée se remplit de granulations saines. Les chancres huntériens, à peine de l'épaisseur d'une ligne, furent extrêmement lents à se guérir. Il en fut de même des ulcères au frein chez les hommes. Les chancres produits par l'art exigent autant de temps pour leur cure que les chancres huntériens de même dimension. Dans les plis des organes de la génération, par exemple, entre les lèvres et les nymphes, les parties furent séparées et les angles nettoyés et fréquemment lavés et pansés avec de la charpie ; le pansement était changé plusieurs fois le jour. Si l'ulcère suppurait franchement, le pansement avait lieu plus souvent. S'il n'y avait pas de progrès dans la maladie, la lotion de chaux était modifiée ; on avait recours à l'aqua phagedænica nigra, etc..., aux onguents qui servaient principalement aux cas où les chancres étant devenus très-petits suppuraient peu. Un onguent composé d'*unguentum zinci*, une demi-once, du poids de 24 grains, de baume du Pérou, un drachme, de *potassa fusa*, un scrupule, et appelé l'onguent noir, était très-utile quand l'ulcère était en partie guéri, mais tardait à se cicatriser. L'onguent devait rester sur place deux ou trois jours jusqu'à ce qu'il fût détaché par le pus ou la croûte. Si la peau nouvelle présentait des échauboulures où des écorchures de manière à menacer de crever ou de revenir à vif, on faisait usage de l'onguent plusieurs jours de suite. »

ÉRUPTIONS SYPHILITIQUES.

« Des boutons, d'abord peu apparents, d'un rouge foncé, surviennent généralement après le traitement non mercuriel, et disparaissent promptement et complétement. Dans les cas où le mercure a été pris, des taches brunes, d'abord claires, ensuite plus noires, apparaissent sur le dos. De larges plaques purpurines se montrent aussi aux extrémités et aux épaules, formant des élevures sur la peau, mi-partie vives, mi-partie recouvertes de croûtes, et se transformant fréquemment en ulcères profonds. Cette forme d'éruption se remarquait seulement après que de fortes quantités de mercure avaient été administrées..... Le traitement des éruptions était extrêmement simple. Il commençait toujours par des ablutions au savon et à l'eau chaude, et par la mixture purgative des sels d'Epsom. Par ces seuls moyens l'éruption non mercurielle était généralement guérie. Quand les éruptions étaient de mauvaise nature, on employait les bains d'acide nitrique, une once du fluide pour chaque bain ; les taches de la figure étaient lavées avec un liquide, contenant un grain de bichlorure de mercure pour une once d'eau. Dans quelques cas, il fallait inciser les ulcères et les traiter ensuite par un onguent de zinc, après s'être servi du mercure. En général, nous considérions les bains comme le moyen curatif le plus précieux pour les cas syphilitiques. Quelquefois nous avons été à même d'établir une conclusion assez satisfaisante sur leur influence dans les éruptions, quant à la promptitude de leur action, et souvent nous avons été capable d'effectuer la cure par leur seul secours. » Six à huit bains se trouvaient suffisants dans quelques cas. Durant 1827, les vénériens prirent 14 bains salins, 38 bains de zinc, 103 bains chauds, 302 bains de sublimé corrosif, 314 bains d'acide nitrique, 330 bains au savon. A la page 272 et suivantes de l'ouvrage du Dr Fricke, on trouve le récit d'un nombre d'exemples traités sans mercure ; j'en extrairai brièvement quelques-uns.

Jeanne B....., âgée de 20 ans, entra, en janvier 1826, avec un ulcère profond à la partie droite des amygdales ; elle fut guérie en 26 jours sans mercure. En juillet 1826, elle revint avec un chancre huntérien à la nymphe droite et un condylome. En 14 jours elle était guérie. Elle rentra à l'hôpital en décembre pour une contusion au pied, et se trouva parfaitement exempte de symptômes syphilitiques.

Le Dr Fricke observe ce que j'ai presque toujours noté dans les cas non antérieurement souillés par le mercure, que l'éruption naturelle est dès l'abord peu apparente, d'un brun clair, premièrement se confondant avec la peau, ensuite un peu élevée et rebelle ; d'ordinaire apparaissant de prime abord au front, envahissant la poitrine et le dos, mais plus rare aux extrémités. Quelquefois apparaissaient de petites pustules, rarement plus grosses que la tête d'une épingle ; telles étaient les éruptions communes aux malades qui avaient été traités sans mercure ; elles disparaissent complétement en peu de temps. Les exemples suivants, résumé du texte original, mettront ceci en relief.

Ernestine G..... entra, le 27 mars, avec un condylome conique à l'anus, et au bas ventre un exanthème étendu, comme celui décrit ci-dessus. Quelques bains d'acide nitrique, une once du fluide par bain, furent administrés. L'éruption disparut en 13 jours.

Emma K....., âgée de 18 ans, entra, le 26 novembre, avec condylome aux nymphes, gonflement et inflammation des deux amygdales. Taches d'un brun foncé à la figure, surtout au front. Guérie en 11 jours. L'éruption disparut d'elle-même.

Maria R..... entra, en novembre 1825, avec un chancre huntérien à la nymphe droite. Durant le traitement sans mercure, il survint l'éruption ci-dessus mentionnée au front et aux cuisses. Quelques bains au savon la guérirent, et elle quitta l'hôpital après dix semaines en bonne santé. Dans l'hiver de 1826, elle fut quelque temps à l'hôpital sans symptômes de syphilis.

Anna C....., âgée de 19 ans, avait un chancre huntérien depuis les mois de septembre et octobre, elle fut guérie en quatre semaines. Quatorze jours après sa sortie, elle revint avec des ulcères et des éruptions. L'exanthème était comme celui décrit ci-dessus. En deux mois elle fut parfaitement guérie. Elle prit 30 bains d'acide nitrique.

Dorothée J....., âgée de 30 ans, fut traitée, en janvier 1826, pour ulcères et condylomes. Le 26 mars, traitée pour deux ulcères en neuf semaines. Août 1826, ulcères aux nymphes et exanthème aux bras. Fut guérie en sept semaines.

Doris, 4 décembre 1825, resta 20 jours à l'hospice pour accidents primaires. Avril 1826, quatre semaines pour excoriation ; juillet 1827, trois ulcères. Durant son séjour à l'hospice, une éruption se déclara à la cuisse et au bras gauche. Elle le quitta parfaitement guérie en trois semaines, après l'usage de 34 bains d'acide nitrique.

C....., gantier, 18 ans, en juillet et août, eut un bubon et des ulcères suppurant. Traitement, pendant cinq semaines, sans mercure. Quatorze jours après sa sortie, revint avec condylomes et exanthèmes au front. L'usage constant des bains de savon le guérit en cinq semaines.

Le Dr Fricke rapporte que l'alopécie se rencontra seulement chez les malades qui avaient pris du mercure. Il trouva que le meilleur remède était de circuler à l'air frais, et il observe que les cheveux repoussent quand les symptômes ont disparu. Aussi n'aperçut-il jamais l'iritis chez les malades traités sans mercure, maladie qui se voit si fréquemment à Londres dans des cas semblables après l'intervention des préparations mercurielles. Dans quelques cas cités par le Dr Fricke, la mort semble avoir été rapidement causée par l'usage des frictions.

Les observations du Dr Fricke que nous venons de citer, parurent en 1828; et le Dr Graves, dans un cours fait à Dublin en 1838, *Médecine clinique*, vol. II, page 430, dit : « Comme il y a plus de dix ans que le Dr Fricke continue à diriger le traitement à l'hôpital d'Hambourg, je pris la liberté de lui écrire, dans le but de m'assurer si une expérience subséquente l'avait induit à modifier ses opinions. Sa réponse fut, qu'au lieu de modifier ses opinions, l'expérience les avait confirmées. » Et à la page 431 : « Le Dr Fricke n'a pas eu lieu d'abandonner sa nouvelle méthode de traitement; au contraire, une expérience ultérieure a non-seulement confirmé ses observations antécédentes dans chaque cas, mais aussi une série d'exemples, ne s'élevant pas à moins d'un millier, lui a imprimé la conviction de l'efficacité supérieure de ce qui a été appelé le traitement antiphlogistique. » Comme il a été ci-dessus mentionné, le Dr Desruelles rapporte que le Dr Fricke avait traité 15,000 cas.

Le Dr Graves relate que le Dr Strunz, dans un article de la *Gazette médicale de Berlin*, intitulé « *Traitement non mercuriel de la syphilis dans les salles de la Charité. Berlin, Observations faites pendant douze mois* », dit :

« Parmi des malades, dont quelques-uns avaient été négligés, e Dr Strunz n'a pas rencontré un seul cas où le traitement non mercuriel n'ait pas réussi, quand il est établi avec la connaissance claire des particularités de la maladie locale. D'un autre côté, il a vu nombre de malades externes traités au mercure pendant des semaines et des mois entiers, sans avancement vers la guérison des accidents primaires, ou dans plusieurs cas, sans effet pour arrêter leurs progrès destructeurs. A l'hôpital de la Charité, non-seulement les accidents primaires ont été traités pendant la dernière moitié de l'année, mais aussi toutes les formes de la maladie. Il pourrait être objecté au traitement non mercuriel qu'il ne confère aucune garantie contre le retour de la maladie, qu'il ne prévient pas les symptômes secondaires. Cela peut être vrai, mais le mercure ne fait pas mieux.

« Si le mercure, donc, ne garantit pas le malade des symptômes secondaires, il n'est pas déraisonnable d'avoir recours à un autre traitement qui, au plus, ne saurait être suivi de résultats plus désagréables, et qui est exempt des inconvénients d'un poison. Les deux modes de traitement ont été suivis à la Charité, et il a été trouvé que, sous une médication similaire des affections locales, les malades qui furent traités au mercure ne pouvaient pas être congédiés une, deux, trois ou quatre semaines après la sortie de ceux qui avaient été traités sans lui. »

Dans un ouvrage intitulé : *Die Behandlung der Lustseuche ohne Quecksilber*, par le Dr F. Oppenheim, Hambourg, 1827, l'auteur épuise le catalogue du nombre infini de plantes, de minéraux, etc., qui ont servi de spécifiques dans la cure de la syphilis, et termine par une description de la « cure par la faim », à laquelle il donne la préférence sur toutes les autres. Il donne aussi une analyse de quelques-uns des cas traités par le Dr Fricke, de juillet 1825 à janvier 1827, comprenant 101 hommes et 301 femmes. 51 hommes et 257 femmes avaient des symptômes primaires ; 36 hommes et 18 femmes des symptômes secondaires à la gorge, et des éruptions sans complications ; 14 hommes et 26 femmes avaient des symptômes secondaires à la première visite. Selon le Dr Oppenheim, ces malades restèrent en moyenne cinquante jours à l'hôpital ; tandis que la cure exigeait le double de temps quand le mercure était employé. Le Dr Oppenheim écrit ce qui suit au Dr Graves, en 1838 : « A Hambourg, le nombre des ennemis du mercure s'accroît chaque jour ; parmi les jeunes médecins qui ont exercé ces huit dernières années, il n'y a que deux ou trois partisans du minéral. » Et dans un ouvrage sur la prostitution, par le Dr Sanger, publié en 1860, je trouve que « le traitement de la syphilis adopté à l'hôpital de Hambourg, fut introduit par le Dr Fricke, l'un des premiers introducteurs du système non mercuriel. Le système Ricord est aussi suivi, et l'hydropathie a été essayée. »

Dans les *Lettres écrites du Val-de-Grâce* par le Dr Desruelles, Paris, 1840-41, je trouve un récit des grandes expériences nationales, faites en Suède par ordre du Gouvernement, durant quinze années, pendant lesquelles 46,687 cas furent mentionnés. En voici quelques extraits :

« Lettre-circulaire du conseil royal de santé aux médecins employés dans les maisons de cure et dans les hôpitaux militaires, concernant les maladies vénériennes qui y sont traitées par différentes méthodes, depuis l'année 1822 jusqu'à la fin de 1836, période de quinze années :

« Pendant les quinze années, la moyenne des maladies qui ont été traitées par les mercuriaux a été de 46 sur 100, et par le traitement simple de 54 sur 100. Pendant l'année 1822, le nombre des malades traités par les mercuriaux a été de 64 sur 100, pendant le premier quinquennaire, il a été de 55 sur 100 ; pendant le deuxième, de 40 ; pendant le cinquième, il a été réduit à 25 sur 100. Pendant la période des quinze années qui viennent de s'écouler, les récidives, après le traitement mercuriel, ont été dans la proportion de 33 sur 100 ; et, après le traitement sans mercure, elles l'ont été seulement de 16 sur 100. Aux avantages que je viens de vous signaler, vous devez joindre l'adoucissement que l'on a remarqué dans l'aspect des récidives dont le caractère a été moins intense et les dangers presque nuls. Ainsi, on a rarement observé des ulcères des fosses nasales, du gosier, de la bouche, et des maladies de la peau ; une notable diminution a été surtout remarquée dans la fréquence des affections des systèmes fibreux et osseux ; car on en comptait 12 sur 100 dans la dernière période, et encore ces lésions se sont principalement montrées sur des hommes qui avaient usé des préparations mercurielles.

CHAPITRE V

Période réactionnaire. — M. Ricord et l'école soi-disant éclectique.

J'ai maintenant produit les témoins à charge contre l'usage des préparations mercurielles dans la syphilis, antérieurs à 1838, période où M. Ricord obtint, au concours, le poste de chirurgien en chef à l'hôpital des Vénériens à Paris. Ce médecin a publié plusieurs faits intéressants sur les symptômes syphilitiques, et, quoiqu'il soit, à mon avis, l'une des influences rétrogrades qui ont servi à maintenir le traitement mercuriel plus longtemps à la mode, nous devons lui savoir gré d'avoir imaginé des expérimentations ingénieuses, d'avoir établi le diagnostic différentiel des divers ulcères syphilitiques, comme aussi d'avoir abandonné le mercure dans le traitement de la gonorrhée et d'un grand nombre d'ulcères. Je ne puis dire que sa méthode de traitement mercuriel ait frappé mon esprit d'un sentiment d'admiration, car, après tout, je crois qu'il n'y a que peu de différences à établir entre Astruc, John Hunter et Ricord, dans les cas où ils font usage du mercure. Six mois d'une dose journalière d'iodure de mercure, suivis de trois mois d'iodure de potassium, produisent parfois, d'après l'expérience que j'en ai, toutes les horreurs qui ont été décrites chez les auteurs les plus classiques du temps d'Astruc et de Hunter (un témoignage à cet effet sera fourni par le professeur Syme et par M. Diday), et cela, non-seulement en France, mais à Londres, dans la pratique de ceux qui ont adopté le traitement de M. Ricord. Si je ne présentais pas en raccourci un tableau des vues de M. Ricord sur la pathologie et le traitement, il serait probablement objecté, par beaucoup de ses disciples, que je suis coupable du dol d'*ignoratio elenchi* en me servant du terme syphilis. Si je commets une erreur dans mon exposé des opinions de ce monsieur, ce n'est ni parce que je ne me suis pas assez pénétré de leur sens par la lecture, ni parce que j'ai négligé d'en suivre par mes yeux l'application et le résultat, soit dans les salles mêmes de M. Ricord, soit aussi dans les services hospitaliers de ses disciples à Londres.

Dans ses *Lettres sur la syphilis* (Paris, 1858), M. Ricord commence par constater que la syphilis naît toujours d'un ulcère ou de la transmission héréditaire. Il a prouvé, par inoculation, que des cas d'uréthrite, qui ne peuvent être inoculés ne sont jamais suivis de symptômes secondaires, et que ce sont de simples inflammations de l'urèthre devant être traitées sans un atome de mercure et d'iode; remèdes qui, dans son opinion, sont absolument nécessaires contre la véritable syphilis. Dans les cas où la sécrétion est inoculable, il pense que l'on doit avoir recours à ces remèdes.

M. Ricord dit qu'il à inoculé sur les malades, dans une centaine de cas, du pus de chancre, de balanite, d'uréthrite et de simples phlegmons d'autres régions; et tandis que le pus du chancre reproduisait fatalement un chancre, les autres restaient inactifs. M. Puche et lui commencèrent une série d'expérimentations à ce sujet, et firent des inoculations avec le pus de rupia, de *tubercules*, d'ecthyma et de lésions secondaires; or, toutes ces inoculations donnèrent des résultats négatifs. Il a ainsi prouvé que les symptômes secondaires ne sont point contagieux; aussi ne croyait-il pas à la contagion de la syphilis des nouveau-nés, quand ses *Lettres* furent écrites.

« La lésion d'inoculation revêt, dit-il, la forme ecthymateuse. Dans les nombreuses inoculations que j'ai faites, il s'est toujours passé ce qui suit : Évolution immédiate de la piqûre, production constante d'un ecthyma, dont le fond ulcéré présente le caractère typique et classique du chancre, *id est* ulcération avec tendance à s'accroître ou à rester dans un *statu quo* spécial. » Dans sa seizième lettre il ajoute : « Nous trouvons si fréquemment, je dirai même si régulièrement, que le chancre induré provient d'un chancre induré. » Mais plus loin il dit : « Jusqu'à présent il nous est permis de croire à l'existence d'un poison seulement, et d'admettre que le chancre est toujours dû à une cause identique, et que ses diversités de formes et de conséquences sont déterminées par les conditions dans lesquelles l'individu est placé. » La division du chancre, donnée par M. Ricord, a beaucoup de rapport avec celle de tous les auteurs qui ont traité la matière minutieusement. Il divise les ulcères en simples, inflammatoires, phagédéniques et indurés. Pour les trois premières de ces variétés, il maintient précisément la même doctrine, quant au traitement, que Desruelles, Fricke, Syme, etc., reconnaissant qu'ils se guérissent tous mieux sans mercure ; qu'ils n'exigent guère que le repos, les applications topiques et les purgatifs seuls. Il insiste, avec Hennen et Fergusson, sur ce fait que les boissons alcooliques sont une cause fréquente des accidents phagédéniques. Le grand point de divergence entre sa doctrine et celle de l'école physiologique gît dans le traitement des ulcères indurés. Il dit : « La connaissance de ce caractère (l'induration) que certains ulcères revêtent n'a rien de nouveau ; quelques personnes affirment que nous pouvons en trouver les traces dans Galien, ce qui ne me surprendrait pas, moi qui crois à l'antiquité de la syphilis. » Sa doctrine à l'égard des accidents indurés est très-catégorique. Ainsi, il affirme que, « règle générale, un malade qui a eu une première fois un chancre induré n'en n'a pas d'autres ; » et que, « quand il y a des chancres indurés, les symptômes secondaires s'ensuivront certainement. » « Le chancre induré est à la syphilis ce que la vraie pustule variolique est à la variole. » Il dit que « le chancre non induré c'est la pseudo-pustule, c'est un faux vaccin... « La maladie, une fois contractée, ne peut pas plus être contractée de nouveau que la variole ne peut l'être une seconde fois. » Cette induration, observe-t-il, ne se présente jamais avant le troisième jour qui suit l'inoculation, et elle peut être imitée par des applications du sublimé corrosif, par l'acétate de plomb liquide, ou par la cautérisation actuelle. Le chancre, après avoir été induré, devient quelquefois phagédénique ; et, de plus, l'induration, dans

quelques cas, n'est que très-mal marquée, semblable à un morceau de parchemin.

Quelquefois cette induration disparaît bientôt, en moins d'un
mois ; souvent elle dure des mois et même des années. L'induration est le passage des symptômes primaires aux secondaires ;
elle ne conserve que peu de temps la faculté d'être inoculée.
Elle ne possède aucun caractère microscopique particulier qui
puisse la faire distinguer.

L'alopécie, toujours d'après M. Ricord, est l'un des symptômes
les plus précoces dans l'évolution naturelle de la maladie. On se
rappellera que le D\r Fricke n'observa ce symptôme parmi aucun
des cas de son relevé, quand ils n'étaient pas traités par le mercure ; de sorte que, après tout, il ne peut pas être très-fréquent
dans la maladie naturelle. Suivant MM. Puche et Cullerier, les
exanthèmes, d'un caractère *rubéolique* ou *érythémateux* se rencontrent presque toujours parmi les symptômes secondaires, quand
on sait les chercher. M. Ricord décrit ensuite l'induration des testicules, l'iritis, les maladies des os, qui, dit-il, surviennent rarement dans les six premiers mois qui suivent l'inoculation, et
aussi les tumeurs du crâne, du foie, des poumons, etc., tous accidents, affirme-t-il, qui sont dans le catalogue des suites naturelles du chancre induré, quand il n'est pas traité. M. Ricord fait
l'aveu que les chancres indurés se guérissent très-bien sans mercure. « Quelques spécialistes, convaincus comme moi que la plupart des accidents primitifs guérissent seuls, vite et bien, par des
soins d'hygiène ou des médications simples, veulent qu'on at-
tende, pour recourir aux traitements énergiques spéciaux, qu'on
ait des preuves de l'empoisonnement général, et que le traitement
ne soit commencé que contre les accidents secondaires. » Il commence par une dose journalière de mercure chaque fois que le
chancre devient induré, et il dit : « Pour moi, quand j'ai affaire
au chancre infectant, j'ai recours, et le plus tôt possible, à la médication spéciale, c'est-à-dire au traitement mercuriel. » Il s'op-
pose à la salivation, mais il dit : « Six mois de traitement à une
dose journalière qui influence les accidents qu'on a à combattre,
et qui indique, après qu'ils ont été détruits, que le médicament
agit encore par ses effets physiologiques connus, suivis d'un trai-

tement de trois mois par l'iodure de potassium, destiné à prévenir des affections éloignées de la diathèse ; tel est, Messieurs, le mode de traitement qui est suivi des résultats les plus heureux, et qui est accompagné, dans la grande majorité des cas, de la neutralisation complète du virus. » Je puis ajouter que la forme métallique favorite de M. Ricord est le proto-iodure de mercure, qu'il administre aux doses de 1, 2 ou 3 grains par jour, durant six mois ; au delà, il donne de fortes doses d'iodure de potassium : 10, 20 et même 30 grains trois fois par jour, durant trois mois. Jamais système plus erroné d'empoisonnement lent et meurtrier pour le corps humain n'a, ce me semble, été employé dans l'art médical. Telle est l'horreur qu'il éveille chez moi, qui déjà ai rapporté des cas personnels ou empruntés à diverses sources de mort causée par quelques grains de ce minéral perfide, que je ne puis m'empêcher de citer ici la dénonciation énergique de cette pratique, faite par le professeur Syme, dans ses *Principes de Chirurgie*, édition 1856 : « Un système terrible de charlatanisme scientifique s'est fondé de nos jours sur les ruines de la vieille illusion mercurielle ; et, quoique l'usage prétendu modifié du mercure, qui est à présent tant à la mode à Paris et ailleurs, n'ait pas d'effets aussi rapides, je puis attester, d'après ce qui est tombé sous mon observation, qu'il vide les poches et nuit à la santé, tout comme le procédé d'empoisonnement qu'il prétend avoir supplanté avec tant d'avantages... Dans les cas où le ravage a été fait par l'administration du mercure, il est quelquefois nécessaire d'employer un antidote, et, pour cet objet, l'iodure de potassium, à petites doses, a rendu les services les plus signalés. » Ma propre expérience corrobore complétement les remarques précédentes, car il m'a été donné, et à Paris pendant que j'assistais à la clinique de M. Ricord, et à Londres, parmi les malades soignés par ses disciples, d'observer les exemples les plus déplorables de ce qui, à mon avis, était le résultat désastreux de ce traitement, comme éruptions universelles, larges ulcères des parties molles, caries et nécroses des os du nez, etc... Un des exemples les plus frappants de faux raisonnement qui puisse se rencontrer dans les fastes de la médecine me paraît se rouver dans l'exposé que donne M. Ricord des symptômes secondaires et de leur traitement. Ainsi , il dit du mercure : « Plus puissant contre les accidents secondaires que contre les tertiaires, le mercure empêche quelquefois les premiers de se manifester, en permettant aux autres de se montrer. C'est ainsi qu'après le chancre traité par le mercure, une première manifestation constitutionnelle peut consister en une exostose. » Cela veut dire , étant traduit dans la langue des Fricke, Syme, Desruelles, Bennett, etc..., qu'un poison comme le mercure, donné à une personne ayant des ulcères qui ont eux-mêmes une influence particulière sur la santé générale, produit si rapidement la détérioration des tissus , qu'il surgit des tumeurs, avec carie des os, etc..., au lieu d'une légère éruption chronique, avec maux à la gorge, disparaissant d'ordinaire en six semaines. Réellement, c'est un grand triomphe de l'art !

Les idées du même médecin sur l'iodure de potassium révèlent aussi, à mon avis, la même fausseté. Il dit : « C'est ainsi encore que je crois pouvoir dire que l'iodure de potassium, d'abord conseillé comme médication générale de la syphilis, et qui, par cela même, donnait des résultats thérapeutiques si incertains, quelquefois si contraires, a été définitivement, par mes études cliniques, réservé plus spécialement à la série d'accidents que j'ai appelés *tertiaires*, sur lesquels il a une action toute puissante. » Or, il me semble qu'après une médication de six mois à l'iodure de mercure, qui a causé l'ulcération des os au nez, ou les ulcères secondaires des parties molles, etc. etc., il ne faut pas s'émerveiller beaucoup si des doses d'iodure de potassium (qui est un remède excellent contre les empoisonnements par le mercure et le plomb) rendent des services si précieux ; et, au demeurant, il n'est pas besoin de s'étonner de l'assertion que l'iodure de potassium n'est pas d'un grand usage avant que le mercure ait été donné.

M. Acton est un des disciples de M. Ricord à Londres ; et, dans son ouvrage intitulé : *Traité sur les organes génito-urinaires* (Londres 1859), il émet des opinions presque identiques à celles de son maître. Ainsi, à la page 49, il dit : « La pratique nous en-

seigne que nous pouvons guérir les simples ulcères localement
par le pansement à l'eau ; l'ulcère phagédénique par le fer, la
phagédène par l'opium. Ainsi nous réservons le mercure presque
exclusivement pour quelques formes de chancre induré qui exigent le minéral. » L'ensemble de la doctrine de M. Acton, relativement à l'induration, etc., est d'une identité si étroite avec celle
de M. Ricord sus-mentionnée, que je mentionne seulement ce
qu'il dit à propos du traitement. A la page 352, je trouve : « Mais
je présume qu'il y a bien peu de médecins de nos jours qui osent
traiter le chancre induré par la médication locale seule. Certains
chirurgiens du Nord enseignent à leurs élèves que le mercure
n'est pas nécessaire pour la cure de la syphilis de quelque forme
qu'elle soit. Tant que le malade est à l'hôpital et alité, aucune
conséquence sérieuse ne saurait s'ensuivre ; mais, dans l'exercice
privé de la profession, les conséquences éloignées de l'omission
du mercure convaincront la plupart des médecins, comme elles
m'ont convaincu moi-même, que, quoi que fasse ou omette
le chirurgien d'hôpital à réputation européenne, un praticien
privé ne peut laisser aller la syphilis à toutes brides, à moins de
sacrifier son renom. C'est ma ferme opinion que le mercure est
absolument nécessaire au traitement général du chancre induré ;
et je ne suis pas le seul de mon avis. Quelque différence d'opinion qui puisse exister sur le traitement mercuriel ou non-mer-
curiel du chancre simple ou phagédénique, les auteurs, presque
sans exception, s'accordent sur la nécessité du mercure dans le
traitement des chancres indurés, soit pour le traitement de l'affection locale, soit comme médication préventive des symptômes
secondaires. » Les lecteurs des dépositions volumineuses de
Fricke, Desruelles, Hennen, Rose, John Tompson sauront quelle
valeur attacher à l'argument « des praticiens privés » de M. Acton contre les centaines de mille d'exemples soigneusement enregistrés pour lesquels le mercure a été rejeté. M. Acton se demande
si le mercure doit être donné aux scrofuleux attaqués de chancre
induré, et il ajoute : « Dans les cas de véritable chancre induré,
lorsque le chirurgien le juge nécessaire à la cure, je ne sache pas
de contre-indication à son usage.... Une diathèse tuberculeuse ou
scrofuleuse, ou une grande débilité générale ne doit-elle pas

servir de contre-indication au mercure ? La réponse est que le chancre induré est la maladie primaire, ne le cédant à nulle autre pour la force de ses effets sur la vie humaine et la santé. L'expérience clinique m'a appris qu'aucun malade souffrant de la diathèse syphilitique ne peut être guéri tant que la maladie spécifique qui empoisonne tout solide et fluide vital n'est pas extirpée. » Aussi sommes-nous encouragés, par M. Acton, dans les cas où tout traitement téméraire peut produire un dépôt de tubercules dans les poumons et causer ainsi la mort, à administrer pour une longue période le mercure qui a toujours été reconnu comme le plus dangereux de tous les poisons pour les tempéraments disposés à la phthisie, dans le but de guérir une maladie qui chez les adultes sans le mercure ne causerait probablement jamais un seul cas de mort.

M. Acton cite M. Holmes Coote comme il suit : « Mon ami M. Nesbitt qui a été préposé à l'infirmerie des galériens à Gibraltar pendant quelque temps, m'a communiqué ce fait : quoique de tels hommes aient, à l'époque de leur jugement presque invariablement quelque forme de la maladie vénérienne, pourtant ils ne souffrent presque jamais de leur maladie, tout le temps qu'ils subissent leur peine. Il ne pouvait se ressouvenir d'un seul cas de syphilis secondaire. » Ceux qui ont lu les dépositions de Fricke, Desruelles, etc., ne seront pas portés à douter que ceci ne soit le résultat d'une diète soigneuse et de l'hygiène. A la page 420, M. Acton dit : « Je crois que nous devrions continuer le mercure pendant six semaines, trois mois ou même six mois s'il le fallait ; pendant ce temps, la bouche serait maintenue légèrement affectée, » et il termine ses observation en disant : « Le temps où prévalaient les doctrines non mercurielles est fini. » Tel est le mot de M. Acton ; mais il affirme simplement, et il nous faut des relevés détaillés et précis de la part des partisans du mercure, qu'ils n'ont pas, que je sache, encore fournis. De nos jours nous ne pouvons plus croire, parce que M. C. ou M. D. affirme un dogme. Fricke et d'autres ont donné des rapports longs et soignés de leur expérience comparative ; que MM. Ricord, Acton, etc., fassent de même. A l'égard de l'iritis, affection que Fricke, dans son ouvrage, déclare s'être rencontrée seulement dans les cas d'infection mercurielle, M. Acton répète le même témoignage, car il dit : J'ai été quelquefois induit à croire qu'une médication mercurielle prédispose à cette affection de l'œil. » ......« Il se peut que le mercure rende le système plus sujet à la diathèse rhumatismale. » A la page 470 , M. Acton contredit Fricke, etc., sans un mot de preuve du contraire à l'appui de ses propres assertions ; car il y dit que des personnes qui dans ces dernières années ont étudié la maladie où le mercure n'a pas été donné l'ont trouvée sérieuse. « Des observations journalières prouvent que, si la syphilis constitutionnelle est traitée sans mercure, les symptômes tertiaires peuvent se manifester. » Où sont ces observations journalières ? Je ne saurais les trouver publiées nulle part. Nous avons aussi les résultats des expérimentations de Fricke. Pourquoi ne pas accuser leur véracité ? A la page 505, M. Acton attaque de nouveau les adversaires du mercure : « On a soutenu que ces douleurs dans les os sont les effets du mercure ; mais pour en prouver la fausseté, nous n'avons qu'à nous rappeler ce qui a été décrit de l'épidémie du xve siècle. » Ceci est un argument très-faible, car M. Acton, l'élève de M. Ricord, doit se rappeler que ce monsieur soutient que l'épidémie a été le farcin et non pas la syphilis. M. Acton rapporte qu'une moitié des malades externes de l'hôpital Saint-Bartholomé sont des vénériens. Heureureusement pour ces malades, à mon avis, ce grand hôpital est à présent une maison de discordes. Car j'apprends du Dr Kidd que dans quelques récentes séances du cours de clinique de M. Skey, ce monsieur a abjuré l'usage du traitement mercuriel pour la maladie ; il ressort aussi d'une citation, donnée ci-après, que M. Holmes Coote est devenu aussi presque un adversaire du mercure.

J'extrais un autre passage de l'ouvrage de M. Acton pour prouver que le traitement ordinaire de la syphilis n'est pas très-satisfaisant : « Sur 85 enfants qui dans l'année 1854 sont nés à l'hôpital de Lourcine, à Paris, ou, à l'âge de deux ans, y sont entrés avec leur mère, je trouve que *un vingt-quatrième* (c'est-à-dire 28 pour 100) périrent de la maladie. » M. Trousseau, un partisan du mercure dans la syphilis, dit que la maladie se montre presque toujours fatale, si elle paraît moins de vingt et

un jours après la naissance, et M. Acton, quoique convaincu des
succès du mercure sous la forme de friction, pense que le mercure donné intérieurement peut accroître le danger en produisant la diarrhée, ce que je puis aussi certifier. Elever les enfants
au biberon, c'est un danger de plus, car M. Acton nous dit que,
« sur 127 nourrissons ainsi élevés, il n'y en a que 29 en vie au
bout de l'année. » Je suis moi-même disposé à croire, d'après
les faits rapportés par Hennen, etc., que, si le mercure n'avait
pas été employé par les parents, nous serions rarement témoins
de ces dangereuses éruptions infantiles, si fréquentes à présent ;
et je n'ai aucun doute que les avortements, qui, je crois, sont dus
souvent à la syphilis et au mercure, ne fussent beaucoup plus
rares.

CHAPITRE VI

Objections récentes contre le mercure dans la syphilis.

Les *Principes de chirurgie* par Jacques Syme, professeur de chirurgie à l'Université d'Edimbourg (édition 1856), contiennent une
objection des plus tranchées et des plus catégoriques contre les
effets pernicieux du mercure dans la syphilis. J'ai déjà cité plusieurs passages de cet ouvrage, et j'en ajouterai maintenant quelques-uns de plus. En parlant de la longueur du temps exigé pour
la cure des ulcères au pénis qui, dit-il, est beaucoup plus
long qu'on n'aurait pu le croire à leur dimension, l'auteur critique la croyance, qu'il y ait eu un nouveau poison introduit en
Europe, à l'époque de la découverte de l'Amérique, ce qu'il nie.
Il traite aussi de fable, encore accréditée par beaucoup d'auteurs, l'opinion que ce poison, étant absorbé par le sang, a la
puissance de produire ensuite toutes sortes d'actions destructives sur la peau, et aussi sur les os, telles que caries, nécroses, etc... Il ajoute : « Il est maintenant complétement prouvé
que le poison actuel, quoique produisant des effets locaux sous

tous les rapports similaires à ceux provenant de la syphilis, ne donne point naissance aux conséquences terribles qui viennent d'être mentionnées, quand le traitement s'est fait sans mercure. Le cas peut être moyen ; la peau, le gosier et le périoste, peuvent être légèrement affectés, mais aucun des effets sérieux, que l'on craignait tant autrefois, ne se produit jamais ; et même les manifestations les plus communes que nous venons de noter ne se présentent que rarement. Il nous faut donc conclure, ou que la violence du poison est usée, ou que les effets qu'on lui attribuait jadis dépendaient du traitement. La dernière de ces opinions est appuyée par ce fait que des symptômes secondaires graves, remplissant d'amertume l'existence du malade et compromettant sa vie, se rencontrent encore dans la pratique de ceux qui emploient le mercure à profusion et sans discernement. C'est de plus une circonstance qui ne peut être ni expliquée ni niée, que le remède produit ses effets, plus spécialement sur les os, uniquement chez les personnes qui souffrent de l'ulcération vénérienne des parties génitales. » L'auteur déclare (ce que tous ceux qui ne sont point aveuglés par des notions préconçues doivent avoir remarqué) qu'une quantité très-différente de mercure est nécessaire pour produire ces terribles effets dans les différentes constitutions. Ainsi les personnes scrofuleuses, et celles qui ont pris antérieurement beaucoup de mercure deviennent aisément victimes de ce traitement mal conduit. Il n'a nulle foi dans la salsepareille, et il emploie l'iodure de potassium comme « *antidote* » dans le cas où le mercure a produit des ulcères graves chez les personnes qui ont eu des ulcères aux organes de la génération. Il traite les accidents primaires au nitrate d'argent, aussitôt que possible après l'apparition de la maladie, et ensuite à la *lotion noire* ou à la lotion du sulfate de cuivre ; quelquefois aussi il a recours aux sangsues, et aux fomentations d'opium avec purgatifs. Dans la formation des phagédènes mercurielles, il se sert d'applications de potasse caustique. Si des symptômes secondaires apparaissent, observe l'auteur, ils devront être traités simplement par les principes ordinaires qui dirigent la pratique à leur égard quand ils proviennent d'autres causes. Dans les affections de la peau et de la gorge, il est beaucoup mieux de s'abstenir du mercure, de n'employer que des remèdes locaux, combinés avec un régime convenable, ou d'employer l'iodure sous quelques-unes de ses formes vulgaires. Dans les affections du périoste et des os qui, comme il a été noté, n'affectent jamais une forme grave (si ce n'est dans le cas où le malade a souffert de l'influence mercurielle), l'iodure se trouve généralement de quelque utilité ; un traitement local approprié, et surtout l'application méthodique de vésicatoires, sont en même temps mis en usage. » L'auteur ajoute aussi quelques expressions d'un caractère si rassurant, que j'ai peine à croire qu'il ait connaissance de l'étendue avec laquelle la pratique de M. Ricord a été adoptée par quelques-uns des chirurgiens les plus éminents de Londres. « Si le mercure ne s'employait jamais improprement, le traitement des maladies vénériennes primaires et secondaires serait très-facile ; et, comme son abus devient chaque jour moins commun, il y a raison d'espérer que la classe formidable des maladies vénériennes, sur lesquelles des volumes ont été écrits, et particulièrement des ulcères de cette origine sur les organes génitaux, la peau, la bouche et la gorge, cesseront de se produire dans la pratique. »

Dans une communication récente au *Journal médical et chirurgical d'Edimbourg* (vol. XXXIII, p. 21), sur les ulcères mercuriels des extrémités inférieures, le professeur Syme dit que « de tels ulcères se traitaient autrefois par le mercure, erreur qui menait trop fréquemment le malade par une marche progressive à l'émaciation, à la faiblesse et au tombeau. Les vues éclairées de feu le Dr Thompson lui donnèrent à Edimbourg une place distinguée dans la réforme de cette branche de médecine... Il y a longtemps que cette méthode est abandonnée dans cette école, et remplacée par un traitement purement local. » L'auteur recommande l'iodure de potassium intérieurement pour la cure de ces ulcères.

M. Georges Critchett, dans ses *Leçons sur les ulcères des extrémités inférieures*, Londres, 1848, après avoir appris à ses auditeurs que de tels ulcères surviennent après que le traitement constitutionnel a été vainement employé pendant longtemps, ajoute à la page 99 : « Dans ces circonstances, l'ulcère conserve sa forme originelle et son caractère spécifique ; mais il est encore capable d'être guéri par les moyens locaux seuls. » Il conseille de recourir à la lotion noire ou d'insérer une pâte de chlorure de zinc sous les bords de l'ulcère à l'aide de bouts de charpie.

Le professeur Hughes Bennett, dans ses *Principes et pratique de la médecine*, 1860 (page 498 et suivantes), donne complétement son adhésion aux doctrines de John Thompson, Fricke, Syme, etc. Après le récit d'un cas affreux observé dans ses salles, d'ulcération à la figure, survenue après le traitement des accidents primaires par le mercure, il déclare qu'il est maintenant très-rare à Edimbourg de rencontrer des cas semblables ; il signale avec quelle promptitude, dans l'histoire de ce malade, les symptômes avaient été aggravés par l'emploi du mercure. « Autant que je sache, dit-il, nous n'avons aucun spécifique pour aucun genre de poison animal ; car, vous vous souviendrez que Jenner pensait (et avec raison suivant toute probabilité), qu'en insérant le vaccin à un homme, il lui donnait simplement la variole sous une forme modifiée. L'idée que le mercure est un spécifique pour le poison syphilitique et le mal incalculable qu'il a occasionné, constitueront un épisode curieux dans l'histoire de la médecine un jour à venir. Il est maintenant bien connu que le mercure produit une maladie cachectique, et des accidents secondaires sur le corps, etc. Le poison syphilitique ne forme aucune exception à la règle générale qui nous enseigne que toutes les maladies contagieuses du sang suivent un certain cours, et que nous n'avons encore découvert de spécifique pour aucune d'elles. » L'auteur remarque que la maladie s'adoucit de plus en plus dans son aspect, parce que l'intervention du mercure est moins fréquente, et il conseille aux membres de la profession de la traiter sur les mêmes principes qu'ils traitent la scarlatine. « Le traitement de la syphilis, dit le professeur Bennett, peut être de deux sortes, simple ou mercuriel. Les membres de la profession se décident rapidement en faveur du premier. » Je suis bien aise que ceci soit dit par un homme qui est bien au courant de la pratique d'un si grand nombre de confrères ; quant à moi, mon expérience de

Londres, de Paris et de Dublin, me convainc que l'attachement au mercure est à la fois commun et enraciné parmi la majorité des principaux médecins et chirurgiens de ces trois villes. L'auteur décrit la simple méthode de traiter la syphilis, précisément comme Fricke, Desruelles, etc... « Le simple traitement se divise en interne ou médical, et en externe ou chirurgical. Le premier consiste en l'observation de certaines règles hygiéniques, et l'emploi des moyens généraux thérapeutiques. Le régime doit être léger et doux, les viandes stimulantes retardant la cure. Même avec la diète la plus légére, la faim ne doit pas être tout à fait apaisée. Le régime doit être plus restreint et plus sévère, en proportion de la jeunesse et de la vigueur du malade. (Boissons délayantes, décoctions d'orge, de réglisse ou de graine de lin, seules ou coupées de lait.)..... On doit observer un repos parfait, en gardant le lit. Il faut obvier aux constipations par des lavements émollients ou laxatifs. » Tel est le traitement recommandé, identique à celui de Fricke, à l'hôpital de Hambourg. Après avoir décrit le traitement mercuriel, le Dr Hughes Bennett ajoute : « Les deux espèces de traitement ont été essayées sur une échelle étendue. » Il signale les expérimentations de Fricke, comme démontrant les effets désastreux du traitement mercuriel, et il déclare que ce médecin a publié 5,000 cas traités sans mercure, dans lesquels il n'a jamais observé consécutivement de caries, de chute de cheveux, ou de douleurs dans les os, et dans tous les cas qui sont venus sous ses soins, il avait été donné beaucoup de mercure. » Il raconte qu'en 1833 il y eut des rapports publiés par le conseil de salubrité français, de médecins et chirurgiens attachés aux hôpitaux militaires des diverses parties de la France : « Tous s'accordent à constater que les guérisons par le mercure sont d'un tiers plus longues que par l'autre méthode. Entre 1831 et 1834, 5,271 malades avaient été ainsi traités, et le nombre des récidives et des symptômes secondaires, demandant l'emploi du mercure, était très-petit. Dans les divers rapports ainsi publiés, plus de 80,000 cas avaient été soumis à l'expérimentation, et démontraient que la syphilis se guérit en un temps plus court, et avec moins de chance d'amener des symptômes secondaires, par le traitement simple que par le traitement mercuriel. »

Et pourtant, M. Acton dit : « Il est passé, maintenant, ce temps où les doctrines non mercurielles étaient en faveur. »

Le professeur Bennett, parlant de l'infirmerie d'Edimbourg, dit : « Il y a soixante-dix ans, on observait les symptômes secondaires et tertiaires les plus effrayants ; le traitement usuel était alors une salivation abondante. A l'étranger, à cause de sages réglementations de police, la maladie est infiniment plus innocente qu'elle ne l'est, même à présent, en Écosse ; et, sous l'influence salutaire d'un traitement simple et doux, sa virulence décroît chaque jour. » Après avoir sigalé la profonde gratitude que le monde doit aux Drs William Fergusson, Hennen, John Thompson, et d'autres, il ajoute : « En Angleterre, la théorie et la pratique huntérienne se sont profondément enracinées ; en Irlande, les écrits de Carmichaël et de Colles leur ont prêté un fort appui. Le mercure, en conséquence, s'emploie encore très-généralement dans ces parties du royaume. Les expérimentations gigantesques faites à l'étranger devraient cependant convaincre les plus sceptiques. Sinon, qu'ils comparent ce que la syphilis est en Écosse avec ce qu'elle y a été. »

Dans son chapitre sur les maladies de la peau, je m'aperçois que le Dr Bennett ne mentionne pas une seule fois la nécessité du traitement par le mercure ; en effet, il ne recommande que pour un seul cas le traitement spécifique dans ces maladies, c'est le cas du psoriasis qu'il traite à l'aide de l'arsenic et d'un onguent de poix. Ceux qui, comme moi, ont fréquemment vu à l'hôpital des cas soumis au bichlorure de mercure, pour quelques maladies de la peau, par exemple pour la cure de quelque lèpre légère, etc., auront peut-être remarqué, comme moi, les mauvais effets de traitement, qui altère la santé générale et change souvent un mal simple en des maux graves et invétérés. A propos du *rupia*, le Dr Bennett dit : « Cette maladie que je n'ai jamais rencontrée que chez des individus qui avaient été soumis à l'empoisonnement mercuriel..... » Et il ajoute : « Les prétendues maladies syphilitiques de la peau sont, à mon avis, les affections diverses déjà signalées, modifiées par leur naissance, chez des individus qui ont souffert plus ou moins longtemps de l'intoxication mercurielle. » Tel est le témoignage du médecin le plus érudit de ce pays ; j'aime à croire qu'elle servira d'antidote à ce que le professeur Syme appelle si bien : « l'illusion mercurielle. » J'ajouterai que le professeur Bennett me semble considérer le mercure simplement comme un poison, et comme un agent pernicieux dans le traitement de toutes les maladies.

Je donnerai maintenant quelques extraits d'un ouvrage intitulé : *Influence relative de la nature et de l'art dans la cure de la syphilis*, par B.-T.-W. Cooke, chirurgien à l'*hôpital royal libre* de Londres, président de la Société harveienne, Londres, 1861. L'auteur, en sa qualité de chirurgien à l'hôpital royal libre, a eu peut-être la plus belle occasion qu'un hôpital anglais puisse fournir pour traiter la maladie sur laquelle il écrit. Il débutait par le mercure ; mais, « repoussé, dit-il, par les échecs et les récidives fréquentes de cette médication classique, j'ai passé à l'autre mode moins perfide de traitement, et j'ai eu la satisfaction d'observer que, dans ces circonstances, la maladie ne revêt jamais ces formes effrayantes qui se rencontraient quand elle était traitée par le mercure. »

M. Cooke attaque ce principe de Ricord, à savoir : que les chancres indurés sont toujours suivis de l'empoisonnement de l'économie. Il paraît douter de cette conséquence, et il nie en même temps que l'intervention mercurielle soit plus nécessaire dans le chancre induré que dans les autres variétés. « Le chancre huntérien peut se traiter sans mercure, et, dans beaucoup d'exemples, aucun effet constitutionnel n'en résulte..... C'est peut-être l'occasion la plus favorable de démontrer aussi que, quand les symptômes secondaires suivent ce chancre, ils sont moins sérieux lorsque le mercure n'a pas été administré, et ne sont pas sujets à ces récidives si fréquentes que l'on observe chez les malades traités par le mercure..... Je connais maintenant, et je n'ai pas quitté de l'œil depuis plusieurs années, plusieurs malades qui ayant eu des chancres incontestablement huntériens, et n'ayant point pris de mercure, ont joui d'une immunité parfaite de tous les symptômes syphilitiques constitutionnels. » A la page 40 : « J'ai, épars dans mes notes, des exemples très-nombreux de cures effectuées sans mercurialisation, et, autant que j'ai pu le déterminer, sans aucuns

symptômes secondaires. Naturellement il est impossible d'avoir
la certitude qu'aucuns symptômes ultérieurs ne se soient présentés dans quelques cas, et que le malade n'ait pris d'autre avis ;
mais, dans beaucoup de cas, j'ai été en position de vérifier le fait
de la continuité de la cure, par le respect que les malades ont mis
à m'obéir, en se présentant de nouveau de temps à autre jusqu'à
ce qu'il n'y eût plus de doute de leur immunité.» Le traitement recommandé par M. Cooke est semblable à celui de Fricke, Desruelles et d'autres, « lequel excite les sécrétions sans diminuer la
puissance vitale, et en prêtant un tel appui à cette puissance
qu'elle devienne capable de rejeter d'elle-même, par un surcroît
d'excrétion, le poison animal, qui détruit l'influence reproductive
de la santé naturelle. » Après une allusion à ce fait, que j'admets
volontiers, à savoir : que M. de Méric a souvent « déploré l'insuffi-
sance du mercure contre la syphilis, » il signale ce qui résulte de
l'expérience universelle des adversaires du mercure (page 46) :
« Dans aucun cas de la maladie des os chez un malade syphilitique, et j'en ai vu un grand nombre, je n'ai jamais trouvé que le
mercure eût été omis au début du traitement. » La citation suivante me paraît être d'une haute valeur scientifique, elle corrobore
presque complétement les observations de Fricke : « En m'abste-
nant de mercure, j'ai observé que bien que quelques personnes
fussent exemptes de toute affection constitutionnelle, d'autres
avaient des éruptions cutanées, des maux de gorge, de l'alopécie,
mais sous une forme remarquablement modifiée. J'ai aussi noté
que cette méthode, ayant été seule employée, en l'absence de tout
traitement mercuriel, le malade revenait à la santé ; il ne se pro-
duisait point de récidives, excepté chez ceux dont les habitudes
alcooliques empêchaient le retour des tissus à leur état normal.
Une observation longue et soutenue des résultats produits dans le
propre creuset de la nature ne saurait manquer de convaincre tout
homme dont l'esprit n'a pas été fourvoyé par des idées préconçues, que l'éruption cutanée est le moyen naturel de soulager le
sang du virus vénérien, et qu'en supprimant ce procédé dépuratif
on retient le virus dans l'économie, pour le laisser ensuite se répandre sur des tissus plus profonds et plus importants. D'où l'erreur fondamentale du traitement mercuriel, qui arrête subitement

la cure naturelle de la maladie par l'élimination cutanée, et qui ajoute aux tissus déjà empoisonnés un métal dont l'influence tend très-certainement à augmenter la *dyscrasie* déjà existante.» M. Cooke a une grande foi dans le chlorate de potasse pour combattre cet état de l'économie ; il dit que, sous l'influence de ce remède, « l'éruption diminue, le chancre guérit rapidement, avec l'aide de la lotion noire ou d'une solution de sulfate de cuivre. » Il emploie de fortes doses de chlorate de potasse, quinze grains par dose, avec vingt gouttes d'acide hydrochlorique dilué dans une infusion d'oranges. A l'instar de M. Syme et d'autres, M. Cooke croit que l'avantage de l'iodure de potassium se limite à ses fonctions d'antidote contre le mercure, et à une action curative en quelques cas des *douleurs périostiques*. Il traite l'alopécie par le moyen d'un onguent de précipité blanc, employé comme pommade. Fricke a trouvé que le meilleur remède était l'exposition du cuir chevelu à l'air frais. Les ulcères de la gorge sont traités par des gargarismes de chlorate de potasse et touchés au sulfate de cuivre. Il considère les bains turcs comme utiles contre les symptômes secondaires, et il se sert aussi des apéritifs. Jusqu'à un certain point, M. Cooke, dans son traitement diététique, diffère de quelques auteurs ; car, tandis que Fricke, Desruelles, Bennett, etc....., recommandaient ce qui est familièrement dénommé la *cura famis*, M. Cooke conseille une diète généreuse. Il défend, avec grande raison, de fumer du tabac et de boire des spiritueux, deux habitudes qui compliquent à un très-haut degré presque toutes les maladies chez les hommes de ce pays-ci. Pour la phagédène, il conseille, comme application locale, une lotion composée de deux grains de *permanganate de potasse* et d'une once d'eau, et pour les squameux l'acide nitrique.

L'*American medical Times* d'avril 1863 contient une revue d'un ouvrage intitulé : *Recherches sur la Syphilis*, appuyée de détails statistiques tirés des hôpitaux de Christiánia, par le professeur Bœck, de la Faculté de médecine de cette ville. Cet ouvrage est publié en français, par ordre et aux frais du gouvernement norwégien. L'auteur dit : « Le professeur Bœck a récemment refait quelques expériences comparatives sur le traitement de la syphilis, afin de vérifier les résultats bien connus des différents traitements usités en Norwége. Il expérimenta avec différentes substances. Par le mercure soluble de Hahnemann furent traités 348 hommes et 100 femmes, pour les premiers symptômes primaires; moyenne du traitement : hommes, cinquante-huit jours ; femmes, soixante-huit jours ; donnant une moyenne de traitement de soixante jours pour tous les cas. Pour affections consécutives primaires par le même remède, vingt-quatre furent traités, donnant une moyenne de traitement de cinquante et un jours. Les premières affections primaires et les premières affections secondaires, étant prises ensemble, 473 personnes exigèrent une moyenne de cinquante-neuf jours quand elles furent traitées par la solution Hahnemann.

Le calomel fut employé sur 385 hommes et femmes, pour *premiers* accidents *primaires*. La moyenne de traitement fut de soixante et un jours, et quand le calomel fut employé pour premiers accidents secondaires, 33 furent traités pendant une moyenne de 53 jours. Totalité des cas traités, 499 ; moyenne, soixante jours. Par le protoiodure de mercure furent traités 46 hommes et 20 femmes, pour premiers accidents primaires. Moyenne de traitement, soixante-six jours. 10 personnes furent traitées pour premiers accidents secondaires, avec une moyenne de traitement de cinquante-quatre jours. Nombre total traité par le protoiodure de mercure, 76. Moyenne de traitement, soixante-cinq jours. « On verra que dans tous les cas où le mercure a été employé contre les secondes affections primaires, la durée de traitement a été beaucoup plus courte que quand il était employé pour premiers accidents primaires ; et, par conséquent, on peut prendre pour règle que quand le mercure a été adopté pour traiter la première affection primaire, le temps de traitement pour la seconde affection primaire sera beaucoup plus court. Maintenant voyons comment la maladie peut être contrôlée sans mercure.

149 cas traités par les sels d'Epsom, conjointement avec des applications externes, prirent quarante-neuf jours pour leur moyenne. Pour les premiers accidents secondaires, il y eut

26 cas traités ; durée moyenne de traitement, trente et un jours. Nombre total traité, 175 cas. Moyenne de traitement, trente-cinq jours. 20 cas de premiers accidents primaires furent traités par l'iodure de potassium dans une moyenne de quarante-quatre jours ; et pour les accidents secondaires, deux furent traités dans une moyenne de vingt-huit jours. Totalité des cas traités, 22 ; moyenne de traitement, quarante-deux jours. 344 cas traités avec remèdes externes pour premiers accidents primaires prirent quarante-deux jours pour leur traitement ; 72 cas traités pour premiers accidents secondaires, moyenne trente et un jours. Nombre total traité, 416 ; moyenne de traitement, quarante jours. Le professeur Bœck voulut aussi trouver si un traitement est capable de prévenir les symptômes secondaires. Sur 1,008 cas traités par le mercure, 242, ou 24 pour cent, devinrent affectés ; et sur 522 traités sans lui, 77 ou 14 pour cent devinrent affectés. Il faut déduire de cette statistique que le mercure, loin de faire du bien dans la syphilis primaire, est positivement nuisible. La durée de traitement sous son influence est plus longue, et l'influence des symptômes secondaires ne peut en aucune façon être prévenue, arrêtée ou modifiée.

La guerre actuelle entre les États libres de l'Union américaine et les États propriétaires d'esclaves, a fourni quelques témoignages de plus contre le mercure ; elle a démontré qu'il s'y est enraciné, depuis ces dernières années, la conviction chez quelques personnes que toutes les maladies pouvaient être traitées plus avantageusement sans le mercure qu'avec lui. Dans le *Medical Times and Gazette* du 2 juin 1863 est contenue la proclamation suivante, aux officiers médicaux de l'armée des Etats-Unis :

« BUREAU DU CHIRURGIEN-MAJOR GÉNÉRAL.

« Washington, 4 mai 1863.

« I. — Des rapports des inspecteurs et des rapports sanitaires adressés à ce bureau il appert que l'administration du calomel a été si fréquemment poussée à l'excès par des chirurgiens militaires, qu'il est incombant à ce bureau de prendre de promptes mesures pour corriger cet abus, abus dont les effets déplorables,

comme il est constaté officiellement, se sont manifestés non-
seulement par des cas innombrables de salivation, mais par l'occurrence assez fréquente de gangrènes mercurielles; comme il
semble impossible, par tout autre moyen, de restreindre convenablement l'usage de cet agent puissant, il est ordonné de l'effa-
cer de la liste des allocations pharmaceutiques, et de ne plus
soumettre dorénavant aucune demande de cette médecine au
visa des directeurs médicaux. Cette résolution est prise avec
d'autant plus de confiance que la *pathologie moderne a prouvé l'im-
propriété de l'usage du mercure* dans une quantité de maladies
pour lesquelles il était autrefois invariablement administré. »

Dans une réunion récente de la Société médico-chirurgicale de
Londres (10 février 1863), publié par le *Medical Times and Gazette,*
M. Holmes Coote dit : « qu'il serait difficile de répliquer à une
étude qui embrasse autant de points que la feuille qu'ils venaient
de lire. »

Il demandait toutefois la permission d'inscrire la protesta-
tion contre l'habitude genérale de classer tant de maladies, sans
preuve plus ample et plus convaincante, dans la catégorie de la
syphilis constitutionnelle. Il n'avait jamais rencontré de cas de
péricardite ou de péritonite syphilitique; aussi ne comprenait-il
pas l'inflammation syphilitique des poumons. Que des personnes
qui avaient souffert de la syphilis pussent être prises de telles
affections, il n'y avait nul doute, mais il ne voyait aucune relation entre les deux maladies. A l'égard du traitement des ulcères primaires syphilitiques, il ne doutait nullement d'abord que
le mercure ne fût inutile dans la plupart des cas, il croyait ensuite
qu'administré, même dans les cas les mieux choisis, ce minéral
ne fournit aucune sécurité contre l'occurrence de symptômes secondaires.

D'après lui, l'usage du mercure était de permettre au chirurgien de précipiter la cure d'un chancre induré. Il importait peu
qu'il fût administré par la bouche, ou d'après la méthode an-
cienne, c'est-à-dire par *friction.*

L'occurrence des symptômes secondaires, ou, pour mieux dire, des symptômes constitutionnels (car les symptômes secondaires et tertiaires ne conservaient pas invariablement leurs relations numériques) était grandement influencée par les habitudes et la position du malade. L'immunité de tels symptômes, dont jouissaient les galériens de Gilbratar, n'était qu'un exemple de ce que la tempérance et une saine occupation sauraient produire. Parmi les peuples du Levant qui sont certainement abstèmes, la syphilis, de quelque forme qu'elle soit, est peu commune. Il avait pris quelque peine pour déterminer à l'hôpital Saint-Bartholomé la fréquence relative de la syphilis constitutionnelle chez ceux qui avaient ou qui n'avaient pas pris de mercure pour le traitement des accidents primaires ; et il devait dire, *cœteris paribus*, que les rapports étaient égaux. »

« M. Spencer Wells défendit ses vieux camarades de la marine et leurs confrères du service médical de l'armée de l'imputation impliquée dans les remarques faites par M. Solly. Il serait très-injuste que cette société émît l'opinion, sans rencontrer de contradiction, que la fréquence de la maladie syphilitique secondaire était le fruit de l'abandon du mercure par les chirurgiens de l'armée et de la marine dans le traitement des accidents primaires. Il n'y a pas de fondement à une telle imputation. C'est aux chirurgiens de l'armée et de la marine à qui nous devons beaucoup de la connaissance que nous possédons de la pathologie et du traitement de la syphilis. Les soldats et les marins sont sous l'observation de leur chirurgien pendant bien des années, et les règlements du service exigent que les rapports de tous les cas de maladie soient conservés ; de sorte que les chirurgiens de l'armée et de la marine ont des occasions bien plus favorables d'observer le résultat final de leur traitement, que souvent l'on ne peut obtenir dans l'exercice privé de la profession ou dans les hôpitaux civils. Aussi, comme la syphilis est une maladie très-commune dans l'armée, il peut s'y recueillir un plus grand nombre de faits pour déterminer la véritable influence du mercure sur la syphilis, qu'il ne peut s'y en obtenir à l'égard de toute autre question médicale, à l'exception peut-être de la vaccination. Ces faits, soigneusement observés, exactement enregistrés et comptés par milliers, prouvent non-seulement que le mercure n'est pas nécessaire

pour guérir les accidents primaires, mais qu'il retarde momenta-
nément la cure du chancre commun ou chancre non-induré,
quoiqu'il accélère la guérison du chancre induré ou véritable
chancre huntérien.

« Et ils prouvent non-seulement que le mercure n'est pas un
préservatif contre les maladies secondaires, mais que la fréquence
et la gravité des symptômes secondaires est en proportion directe de la quantité de mercure absorbée. Le véritable emploi
du mercure en petites quantités, dans le traitement du chancre
primaire induré, et dans quelques formes de maladie secondaire,
est bien compris dans l'armée et dans la marine ; son impuis-
sance à garantir des symptômes secondaires y est mieux connue
qu'elle ne l'est parmi les médecins civils, et il serait très-injuste
de blâmer des hommes, parce qu'ils ont cessé de suivre un mode
de traitement qu'une ample expérience a prouvé non-seulement
inutile, mais nuisible. »

En présence d'un témoignage semblable au précédent qui émane
de deux chirurgiens distingués de Londres, il est légitime, je
pense, de soutenir que l'aurore du jour où les effets pernicieux du
mercure seront reconnus, commence à luire dans la métropole.
Quelques passages des écrits de l'un des élèves les plus distingués
de M. Ricord montrent aussi que son influence commence déjà à
disparaître en France.

Le D* Diday, dans un ouvrage intitulé *Histoire de la syphilis*,
Paris, 1863, dit : « Depuis le mois de décembre 1855, j'ai
traité sans mercure un grand nombre de cas de syphilis... Or,
ces légitimes défalcations faites, il me reste un total de dix-huit
syphilitiques traités sans mercure, et dont la guérison (datant
pour quelques-uns d'une époque antérieure à 1855) remonte
pour trois, à trois ans et demi ; pour trois, à quatre ans ; pour
quatre, à quatre ans et demi ; pour trois, à cinq ans ; pour un, à
cinq ans et demi ; pour un, à six ans ; pour un, à huit ans ; pour
un, à neuf ans ; pour un, à seize ans. (Ce temps est compté à partir
de la disparition du dernier accident syphilitique observé jusqu'au dernier jour où j'ai revu l'ex-malade.) Il est donc prouvé

qu'on peut guérir la syphilis sans mercure..... Cinq malades de ma clientèle que j'ai pu observer dans l'espace de trois ans m'ont fourni les traits de ce tableau. Conduits, sous le rapport des doses, avec toute la prudence, tous les ménagements possibles, ils ont offert les symptômes graves et variés que la dyspepsie engendre. L'un d'eux, chef d'institution, avait pris une boulimie telle que les quatre repas de ses jeunes élèves avaient, pour l'heure des siens, des intervalles trop éloignés, etc... Les autres en souffrent encore; ils m'ont, bien entendu, retiré leur confiance, et ils ne me rencontrent jamais sans que leur regard m'apprenne ce que nous devons, eux et moi, de reconnaissance au *remède* qui a créé entre nous de tels rapports. »

Durant une visite à Paris, au mois d'août 1863, je saisis l'occasion d'un entretien avec plusieurs membres des chefs de service des différents hôpitaux sur le sujet traité dans les pages précédentes. Ma première visite fut à l'hôpital du Midi, où je trouvais que le Dr Cullerier était chargé des salles autrefois sous les soins de M. Ricord. M. Cullerier est le neveu de celui dont j'ai cité les opinions au chapitre IV. Comme je priai ce monsieur de m'indiquer quelle était sa manière d'administrer le mercure dans la syphilis, il répliqua qu'il ne commençait pas, selon les conseils de M. Ricord, par le donner quand le chancre devenait induré, mais qu'il attendait que les ulcères du gosier et l'éruption apparussent. Il administrait alors de petites doses de bichlorure de mercure aux malades internes, et des pilules de protoiodure aux malades du dehors, jusqu'à ce que les symptômes disparussent. Comme je lui signalais que ma conviction était que toutes les formes de la syphilis se guérissaient mieux et d'ordinaire-plus rapidement sans le mercure qu'avec lui, il répliqua que plusieurs de ses malades à domicile ne voulaient pas prendre de mercure, et cependant ils guérissaient. M. Cullerier observa aussi que les symptômes tertiaires deviennent plus rares qu'ils ne l'étaient; et en effet, soit par circonstances fortuites ou autrement, je ne vis, dans mes visites à l'hôpital du Midi, aucun cas de maladie des os, que l'on voyait communément du temps de M. Ricord. Je suis

-tenté d'attribuer ceci au changement de traitement; car tandis que M. Ricord commençait du premier coup par administrer son traitement de six mois d'iodure de mercure, et que M. Cullerier et d'autres (car j'ai trouvé que tous ceux dont j'ai parlé faisaient de même) commençaient seulement par donner le minéral quand les accidents secondaires apparaissaient, il est évident que les malades, à Paris, prennent maintenant beaucoup moins de mercure qu'autrefois. Ma seconde visite fut à l'hôpital du Val-de-Grâce, la scène du traitement non-spécifique de la syphilis, long-temps soutenu par le Dr Desruelles. En déclarant au chirurgien en chef, que j'y trouvai présent, et dont je regrette de ne pouvoir donner le nom, que j'étais désireux d'apprendre si le traitement non mercuriel de Desruelles avait continué à prévaloir dans l'hôpital, il donna une réponse négative. Sa propre méthode, m'avoua-t-il, était d'attendre que l'éruption secondaire apparût, et alors de se servir des frictions mercurielles. Il n'avait, observat-il, aucune expérience du traitement non mercuriel. En visitant, à diverses occasions, l'Hôtel-Dieu et d'autres hôpitaux, j'appris, de nombreux docteurs attachés à ces établissements que l'usage du mercure ne laissait pas d'être abandonné dans le traitement des péritonites, des péricardites, des pleurésies et autres affections inflammatoires, et qu'il est seulement administré, dans la pratique de Paris, contre l'iritis et la syphilis. Dans une longue conversation à l'hôpital Beaujon avec le Dr A. Fournier, qui est bien connu des lecteurs anglais par son ouvrage sur le chancre, traduit par M. Maunder, au sujet du traitement mercuriel de la syphilis, je trouvai que ce médecin avait, lui aussi, abandonné le procédé Ricord, consistant à commencer le traitement dès l'apparition du chancre. Il attend que la roséole s'évanouisse et que les douleurs surviennent pour administrer le mercure. Comme je le priai de me dire s'il avait observé quelques cas graves où le mercure ne fût point intervenu, il répondit que l'usage de ce minéral était si général dans le traitement parisien qu'il lui était impossible de se souvenir d'un cas pareil.

A l'hôpital des Enfants Malades, j'appris du Dr Roger qu'il ne se servait pas de mercure pour les enfants dans les cas de pleurésies, de péritonites, de péricardites, ni dans l'hydrocéphale aigu. Comme j'observai combien le préjugé en faveur du calomel pour l'hydrocéphale aigu était enraciné chez quelques praticiens de Londres, il m'affirma qu'il n'avait jamais vu guérir un cas quelconque de cette maladie, quoiqu'il eût vu mettre en œuvre toute espèce de traitement. L'unique cas où il employait le mercure, dit-il, c'était la syphilis des nouveau-nés.

Ma visite à l'hôpital Saint-Louis révéla le fait auquel j'eusse dû m'attendre, d'après mon expérience de Londres, que ces messieurs qui font des maladies de la peau leur spécialité sont les amis les plus inébranlables du traitement mercuriel de la syphilis. Ainsi je trouvai le Dr Hardy refusant d'admettre qu'aucun mal pût résulter d'une médication longue et soutenue de petites doses de proto-iodure de mercure. Quant au Dr Cazenave, ses idées sur la syphilis et son traitement sont si particuliers qu'ils méritent d'arrêter notre attention. M. Cazenave est d'avis, comme M. Acton, que la question du traitement mercuriel ou non mercuriel de la syphilis est maintenant jugée ; lui-même se décide en faveur du traitement mercuriel, à un degré moins élevé toutefois que M. Ricord ; ainsi il se contente d'un traitement d'environ six semaines. Dans une longue discussion avec l'un de ses internes que j'écoutai avec intérêt, le Dr Cazenave soutint que dans les 19 vingtièmes des cas de syphilis des femmes, le premier symptôme est le *tubercule* muqueux, et non le chancre, comme l'affirmait M. Ricord. Ensuite M. Cazenave prétendit qu'il n'existait pas d'uréthrite non virulente, que tous les cas d'uréthrite proviennent de contagion virulente, et qu'ils peuvent donner naissance à des symptômes secondaires. En entendant ceci, je demandai au Dr Cazenave si sa théorie l'avait conduit à traiter toutes les gonorrhées par le mercure ; il répliqua : « Certainement, je traite toutes les gonorrhées par de petites doses de mercure. » Telles sont les vues singulières de M. Cazenave, et, quoiqu'il n'ait encore que peu de partisans, il faut se rappeler que John Hunter soutint les mêmes idées et traita la gonorrhée par petites doses de mercure. Les faits ci-dessus toutefois peuvent montrer que l'influence de M. Ricord commence déjà, comme celle de tant d'autres géants de l'école empirique, à décliner, même à Paris, où il n'y a que quelques années, quand je visitai ses salles.

son opinion régnait en souveraine. Deux même de ses propres élèves, les Drs A. Fournier et Diday, se sont largement écartés de sa méthode, et j'espère qu'avant peu ils seront portés à s'en écarter encore plus largement, jusqu'à ce que, comme tant d'autres qui n'appartiennent pas à l'école de M. Ricord, ils finissent par abandonner entièrement une drogue si dangereuse dans le traitement de la syphilis. Deux des exemples suivants ont été publiés par moi dans le *Médical Times and Gazette*, 22 novembre 1862, et avec l'addition de quinze autres, publiés par M. W. Allingham, F. R. C. S.; ils pourront servir à compléter les témoignages précédents contre l'intervention spécifique dans tous les cas de la maladie, même dans la forme infantile, où le mercure a été considéré jusqu'ici comme indispensable par la vaste cordoration des partisans du mercure. — 1er exemple. G. D., âgé de 11 semaines, fut vu par moi au dispensaire Farringdon, 17 mai 1862. L'enfant a maintenant, et a eu, il y a quatre semaines, une éruption sur la plus grande partie du corps; catarrhe depuis la dernière quinzaine. L'éruption est de l'ordre papuleux ; elle est cuivrée, confluente aux fesses. Il y a des fissures autour de la bouche et de l'anus, et des tubercules muqueux dans cette dernière partie. La mine de l'enfant est vieillotte. La mère dit qu'il dépérit. Il tète bien, mais il est très-irritable et pleure beaucoup.

Le père de l'enfant, cordonnier, a une santé délicate ; la mère dit qu'il boit et qu'il est débauché. La mère a eu trois enfants à terme. Le premier enfant a vécu six semaines, le second deux heures, le troisième quatre semaines. La mère est saine , et elle ne semble pas avoir été infectée par l'enfant. — *Traitement*. L'enfant prendra, qnatre fois par jour, une cuillerée à thé de la mixture suivante : chlorate de potasse, 4 grammes ; eau, demi-litre, m. — Prendre un soin tout particulier à tenir l'enfant propre, et à le purger par l'huile de ricin. — 24 mai. L'éruption papuleuse au bras a maintenant un caractère tuberculeux. Glandes suboccipitales très-gonflées. — Même prescription. — 31. L'éruption s'évanouit. — 18 juin. Elle ne laisse presque plus de traces. — 23 juillet. L'enfant est gai, presque en bonne santé. Nuls symptômes. — 16 octobre. Je rencontre la mère dans la rue avec l'enfant dans ses bras. L'enfant est en parfaite santé. Aucun retour d'éruption. — Le 2 septembre 1863, une année après la dernière prescription, la mère revint prendre une consultation pour l'enfant qui toussait. C'était alors un enfant gros et d'une apparence robuste, sans aucun symptôme d'infection syphilitique.

2e exemple. Enfant âgé de 12 mois, vu au dispensaire de Farringdon. — 3 mai 1862. L'enfant a une éruption cuivrée en plaques disséminées sur différentes parties du corps ; coude gauche et genou droit enflammés et chauds. L'enfant souffre de coryza ; agitation. L'enfant est né à sept mois. La mère a souffert de maux de gorge durant sa grossesse. L'enfant a eu de la bronchite après sa naissance. Il a été traité par M. W. Allingham au chlorate de potasse et à l'acide hydrochlorique ; guérison en six semaines environ. — Le 3e exemple est intéressant en ce que l'enfant a été élevé à la bouteille, et cependant a guéri. Jacques Reed, âgé de 5 mois, vu le 4 février 1863, enfant en nourrice. Sa mère est servante. Couvert par tout le corps de syphilide squameuse, avec les glandes occipitales très-gonflées ; catarrhe.— *Traitement*. Potasse chlor. et moyens topicaux. L'enfant doit être tenu avec une propreté irréprochable. Lait seul pour régime. — 11 février. Bon appétit ; prend beaucoup de lait. — 18. Boit cinq bouteilles de lait par jour. M. P. — 11 mars. L'enfant a bonne mine.— 1er avril. Constipation. Même traitement ; prendre un peu d'huile de ricin pour faciliter les selles. — 15. Abcès au nombril. Cataplasmes ; cesser les remèdes. — 22. Tout va bien. Deux incisives inférieures sont parues.— 6 mai. L'enfant se fortifie, mange un peu de pain et de viande. — 2 septembre 1863. L'enfant est gros et en bon état. Cesse de venir au dispensaire.

Dans un article du *Medical Times and Gazette*, octobre 1863, par M. Allingham, F. R. C. S., chirurgien au grand hôpital du Nord, on trouve le récit détaillé de 15 cas de syphilis infantile traités par ce monsieur sans l'intervention mercurielle. Sa propre expérience du traitement mercuriel avait été très-peu satisfaisante, et ceci l'amena à faire quelques recherches statistiques d'où résulte que 19 0/0 de morts étaient trouvés sous le traitement mercu-

riel, considéré cependant comme infaillible par sir Benjamin Bro-
die et d'autres. Le résultat de 15 cas traités par M. Allingham au
chlorate de potasse fut que l'un des malades mourut, l'autre resta
dans le même état, et 13 furent guéris. L'auteur n'insiste pas sur
la vertu spéciale du chlorate de potasse ; il s'en sert seulement
dans la croyance qu'il remplit les indications générales du traitement. Il nous faut donc conclure de ces observations qu'une proportion beaucoup plus élevée de cas de syphilis infantile guérira
quand le traitement se fera par le chlorate de potasse, les applications topiques et les remèdes hygiéniques, sans intervention
du mercure. Ceci ajoute un autre anneau à la chaîne des témoignages prouvant que le mercure non-seulement n'est pas un remède, mais encore devient très-fréquemment une cause de maladie et même de mort.

Après un coup d'œil attentif dirigé sur les témoignages contenus dans les pages précédentes, je suis arrivé à la conclusion que
tant d'observations s'opposent à l'intervention du mercure et dans
la syphilis, et dans l'iritis, et dans toutes les maladies inflammatoires, pour lesquelles il a été de mode de l'administrer. Je crois
que l'ensemble des témoignages contre son emploi dans la syphilis a une force toute particulière , que les adversaires du traitement non-spécifique n'ont aucun cas à mettre sous les yeux de la
profession, comme l'ont fait Fricke, John Thompson et autres, et
que par conséquent la nécessité de l'intervention mercurielle ne
se trouve que dans l'imagination des adhérents à ce mode empirique de traitement. Je suis, de plus, persuadé que les témoignages cités plus haut sont tout à fait suffisants pour montrer que le
mercure doit être abandonné dans le traitement de la syphilis. Je
suis porté à croire que, si la maladie était soigneusement traitée
par les remèdes hygiéniques et les applications topiques, elle
présenterait fort rarement des traits de gravité. En effet, je doute
qu'un symptôme très-grave apparût jamais chez des adultes. Naturellement, c'est le point le plus difficile à affirmer catégorique-
ment. Presque toute maladie, chez les personnes d'une santé extrêmement faible, produite par des influence naturelles ou par de

mauvaises habitudes, peut conduire à des accidents sérieux : ainsi une légère meurtrissure chez un ivrogne peut être l'origine d'un érysipèle et mener à la mort. Les cas graves cependant, s'ils surviennent malgré un traitement hygiénique soigneusement suivi, sont extrêmement rares ; mais, fussent-ils même communs, ce serait évidemment une conclusion très-illogique que de s'imaginer qu'ils dussent être traités par une drogue aussi perfide que le mercure ; car les témoignages contenus dans les pages précédentes prouvent de la manière la plus concluante que, quelle que soit la syphilis, quand elle est traitée d'une façon hygiénique et topique, elle est infiniment moins grave que sous l'intervention du minéral. Si le mercure était entièrement abandonné dans le traitement de la syphilis par tous les praticiens de l'Angleterre ou de la France durant les dix années qui vont suivre, nous serions alors en position de voir ce à quoi la maladie peut conduire ; tout ce que nous avons le droit de dire maintenant, c'est que tous les cas qui ont été traités sans mercure par Fricke, John Thompson, Syme, etc., ont été guéris sans les complications sérieuses que nous avons observées si constamment jusqu'à ce jour chez les malades soignés par les partisans du mercure. Je ne puis donc m'empêcher de supplier mes confrères de la profession médicale de contrôler par un examen nouveau leurs opinions relativement à la valeur du mercure dans le traitement de la syphilis et d'autres maladies.

FIN

Paris. — Imprimerie de A. PARENT, rue Monsieur-le-Prince, 31.

NOUVEAU DICTIONNAIRE
DE MÉDECINE ET DE CHIRURGIE
PRATIQUES

ILLUSTRÉ DE FIGURES INTERCALÉES DANS LE TEXTE

RÉDIGÉ PAR

BERNUTZ, BŒCKEL, BUIGNET, CUSCO, DÉNUCÉ, DESNOS,
DÉSORMEAUX, DEVILLERS, Alf. FOURNIER, H. GINTRAC, GIRALDÈS,
GOSSELIN, Alph. GUÉRIN, A. HARDY, HIRTZ, JACCOUD,
KŒBERLÉ, S. LAUGIER, LIEBREICH, P. LORAIN, MARCÉ, A. NÉLATON,
ORÉ, V. A. RACLE, RICHET, Ph. RICORD,
Jules ROCHARD de Lorient, Z. ROUSSIN, Ch. SARAZIN, Germain SÉE,
Edmond SIMON, STOLTZ, A. TARDIEU, S. TARNIER, TROUSSEAU.

Directeur de la rédaction : le D' JACCOUD.

Rien ne prouve mieux l'utilité des Dictionnaires de médecine que la
faveur avec laquelle le public médical a accueilli plusieurs ouvrages de ce
genre depuis le commencement du siècle.

L'époque actuelle de la littérature médicale se caractérise par une
grande abondance de traités spéciaux et de monographies publiés en
France et à l'étranger, disséminés et par conséquent imparfaitement
connus et appréciés. On sentait depuis quelques années la nécessité de
rassembler et de coordonner ces travaux épars, de présenter un état
complet de la médecine et de la chirurgie contemporaines, de mettre en
circulation les nombreuses et récentes acquisitions de la science, et de
préparer l'avenir en résumant, en fixant le passé et en marquant le point
de départ des travaux à entreprendre.

Mais une œuvre de ce genre réclamait la coopération d'une association
de médecins et de chirurgiens, dont le nombre fût assez considérable
pour que chacun pût n'y traiter que des objets les plus habituels de ses
recherches, assez restreint cependant pour que l'unité doctrinale nécessaire au moins dans chaque branche des sciences médicales pût être
constamment maintenue. Comme garantie de l'autorité des auteurs qui
ont bien voulu nous promettre leur concours, nous ferons remarquer
qu'ils sont tous placés à la tête de la pratique dans les grands hôpitaux de
Paris, de Strasbourg, de Bordeaux, etc., ou de l'enseignement dans les
Facultés et les Écoles secondaires de médecine, et qu'ils représentent à la
fois la médecine civile, militaire et navale. C'est de ces efforts réunis que
doit sortir le *Nouveau Dictionnaire de Médecine et de Chirurgie pra-
tiques*, que nous annonçons au monde médical et dont la qualification de
Nouveau sera justifiée par les progrès qu'il réalisera. Il sera *Nouveau*
par le nom du directeur, *Nouveau* par le nom des auteurs, *Nouveau* par

le fond et par la forme, *Nouveau* par les nombreuses figures qui seront intercalées dans le texte.

Son titre suffit à indiquer à la fois son but, son esprit et sa forme.

Son but. C'est de rendre service à tous les praticiens qui ne peuvent se livrer à de longues recherches faute de temps ou faute de livres, et qui ont besoin de trouver réunis et comme élaborés tous les faits qu'il leur importe de connaître bien ; c'est de leur offrir une grande quantité de matières sous un petit volume, et non pas seulement des définitions et des indications précises comme en présente le *Dictionnaire de Nysten, Littré et Robin*, mais une exposition, une description détaillée et proportionnée à la nature du sujet et à son rang légitime dans l'ensemble et la subordination des matières.

Son esprit. Le *Nouveau Dictionnaire* ne sera pas une compilation des travaux anciens et modernes ; ce sera une analyse des travaux des maîtres français et étrangers, empreinte d'un esprit de critique éclairé et élevé ; ce sera souvent un livre neuf, par la publication de matériaux inédits qui, mis en œuvre par des hommes spéciaux, ajouteront une certaine originalité à la valeur encyclopédique de l'ouvrage ; enfin ce sera surtout un livre pratique.

Sa forme. Ce qui constituera une innovation importante, ce sera l'addition de figures dessinées et gravées sur bois et intercalées dans le texte ; premier exemple de l'iconographie appliquée à un répertoire encyclopédique des connaissances médicales. L'utilité des représentations figurées dans l'étude des sciences est trop évidente pour que nous nous arrêtions à la démontrer : la description la plus complète d'un objet ne saurait valoir le commentaire lumineux de son image, et l'instantanéité des représentations figurées simplifie, facilite l'exposition, qu'il s'agisse de médecine opératoire, d'anatomie chirurgicale, d'anatomie pathologique, d'appareils, d'instruments, de physiologie, etc. L'absence de figures constituerait une lacune véritable, et leur addition sera, croyons-nous, un élément indispensable du succès. Cette partie du Dictionnaire sera exécutée avec le même caractère d'ensemble que le texte, de manière que la description et la représentation s'appuient et se complètent ; ce ne sera pas un ornement accessoire et secondaire : ce sera un élément principal.

Beaucoup de figures seront dessinées pour le Dictionnaire, sans que, grâce aux procédés rapides de la gravure sur bois, la marche régulière de la publication puisse être entravée ; beaucoup seront par conséquent inédites et nouvelles, d'autres seront empruntées aux meilleures sources.

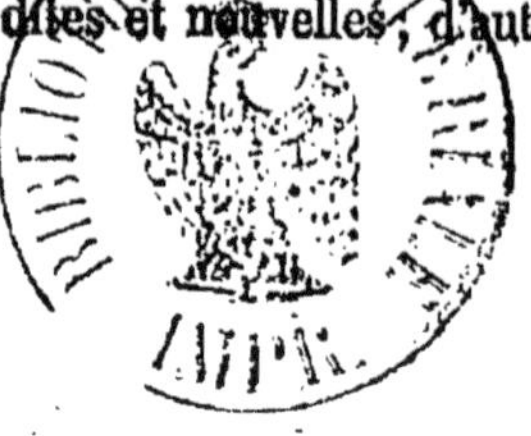

CIVIALE. Traité pratique sur les maladies des organes génito-urinaires, par le docteur CIVIALE, membre de l'Institut, de l'Académie impériale de médecine. *Troisième édition*, considérablement augmentée. Paris, 1858-1860, 3 vol. in-8 avec figures intercalées dans le texte.　　24 fr.

Cet ouvrage, le plus pratique et le plus complet sur la matière, est ainsi divisé : TOME I. Maladies de l'urèthre. TOME II. Maladies du col de la vessie et de la prostate. Tome III. Maladies du corps de la vessie.

DIDAY. Exposition critique et pratique des nouvelles doctrines sur la Syphilis, suivie d'un Essai sur de nouveaux moyens préservatifs des maladies vénériennes, par le docteur P. DIDAY, ex-chirurgien en chef de l'Antiquaille, secrétaire général de la Société de médecine de Lyon. Paris, 1858. 1 vol. in-18 jésus de 570 pages.　　4 fr.

DAVASSE. La Syphilis. Ses formes et son unité. Paris, 1865, in-8.

HUNTER. Traité de la maladie vénérienne, par J. HUNTER, traduit de l'anglais par G. RICHELOT, avec des notes et des additions par le docteur Ph. RICORD, chirurgien de l'hospice des Vénériens. *Troisième édition*, corrigée et augmentée. Paris, 1859, in-8 de 800 pages, avec 9 planches.　　9 fr.

PARENT-DUCHATELET. De la prostitution dans la ville de Paris, considérée sous le rapport de l'hygiène publique, de la morale et de l'administration ; ouvrage appuyé de documents statistiques puisés dans les archives de la préfecture de police, par A.-J.-B. PARENT-DUCHATELET, membre du Conseil de salubrité de la ville de Paris. *Troisième édition complétée par des documents nouveaux et des notes*, par MM. A. TRÉBUCHET et POIRAT-DUVAL, chefs de bureau à la préfecture de police, suivie d'un *Précis* HYGIÉNIQUE, STATISTIQUE ET ADMINISTRATIF SUR LA PROSTITUTION DANS LES PRINCIPALES VILLES DE L'EUROPE. Paris, 1857, 2 forts volumes in-8 de chacun 700 pages, avec cartes et tableaux.　　18 fr.

RICORD. Lettres sur la syphilis adressées à M. le rédacteur en chef de l'*Union médicale*, suivies des discours à l'Académie impériale de médecine sur la syphilisation et la transmission des accidents secondaires. par Ph. RICORD, chirurgien consultant du Dispensaire de salubrité publique, ex-chirurgien de l'hôpital du Midi. avec une introduction par Amédée Latour. *Troisième édition*, revue et corrigée. Paris, 1863, 1 joli vol. in-18 jésus de VI-558 pages.　　4 fr.

Ces *Lettres*, par le retentissement qu'elles ont obtenu, par les discussions qu'elles ont soulevées, marquent une époque dans l'histoire des doctrines syphilographiques.

SPERINO. La syphilisation étudiée comme méthode curative et comme moyen prophylactique des maladies vénériennes, traduit de l'italien, par A. TRESAL. Turin, 1853, in-8.　　2 fr.

ROBERT. Nouveau traité sur les maladies vénériennes, d'après les documents puisés dans la clinique de M. Ricord et dans les services hospitaliers de Marseille, suivi d'un Appendice sur la syphilisation de la prophylaxie syphilitique, et d'un formulaire spécial, par le docteur Melchior ROBERT, chirurgien des hôpitaux de Marseille, professeur à l'Ecole préparatoire de médecine de Marseille. Paris, 1861, in-8 de 788 pages.　　9 fr.

TARDIEU. Étude médico-légale sur les Attentats aux mœurs, par A. TARDIEU, doyen et professeur de médecine légale à la Faculté de médecine. *Quatrième édition.* Paris, 1862, in-8 de 224 pages, 3 planches gravées.　　7 fr. 50 c.